周期表

族	1	2	3	4	5	6	7	8	9	10	11	12	13	14	15	16	17	18
1	1H 水素 1.008																	2He ヘリウム 4.003
2	3Li リチウム 6.941	4Be ベリリウム 9.012											5B ホウ素 10.81	6C 炭素 12.01	7N 窒素 14.01	8O 酸素 16.00	9F フッ素 19.00	10Ne ネオン 20.18
3	11Na ナトリウム 22.99	12Mg マグネシウム 24.31											13Al アルミニウム 26.98	14Si ケイ素 28.09	15P リン 30.97	16S 硫黄 32.07	17Cl 塩素 35.45	18Ar アルゴン 39.95
4	19K カリウム 39.10	20Ca カルシウム 40.08	21Sc スカンジウム 44.96	22Ti チタン 47.87	23V バナジウム 50.94	24Cr クロム 52.00	25Mn マンガン 54.94	26Fe 鉄 55.85	27Co コバルト 58.93	28Ni ニッケル 58.69	29Cu 銅 63.55	30Zn 亜鉛 65.38	31Ga ガリウム 69.72	32Ge ゲルマニウム 72.63	33As ヒ素 74.92	34Se セレン 78.97	35Br 臭素 79.90	36Kr クリプトン 83.80
5	37Rb ルビジウム 85.47	38Sr ストロンチウム 87.62	39Y イットリウム 88.91	40Zr ジルコニウム 91.22	41Nb ニオブ 92.91	42Mo モリブデン 95.95	43Tc* テクネチウム (99)	44Ru ルテニウム 101.1	45Rh ロジウム 102.9	46Pd パラジウム 106.4	47Ag 銀 107.9	48Cd カドミウム 112.4	49In インジウム 114.8	50Sn スズ 118.7	51Sb アンチモン 121.8	52Te テルル 127.6	53I ヨウ素 126.9	54Xe キセノン 131.3
6	55Cs セシウム 132.9	56Ba バリウム 137.3	57〜71 ランタノイド	72Hf ハフニウム 178.5	73Ta タンタル 180.9	74W タングステン 183.8	75Re レニウム 186.2	76Os オスミウム 190.2	77Ir イリジウム 192.2	78Pt 白金 195.1	79Au 金 197.0	80Hg 水銀 200.6	81Tl タリウム 204.4	82Pb 鉛 207.2	83Bi* ビスマス 209.0	84Po* ポロニウム (210)	85At* アスタチン (210)	86Rn* ラドン (222)
7	87Fr* フランシウム (223)	88Ra* ラジウム (226)	89〜103 アクチノイド	104Rf* ラザホージウム (267)	105Db* ドブニウム (268)	106Sg* シーボーギウム (271)	107Bh* ボーリウム (272)	108Hs* ハッシウム (277)	109Mt* マイトネリウム (276)	110Ds* ダームスタチウム (281)	111Rg* レントゲニウム (280)	112Cn* コペルニシウム (285)	113Nh* ニホニウム (278)	114Fl* フレロビウム (289)	115Mc* モスコビウム (289)	116Lv* リバモリウム (293)	117Ts* テネシン (293)	118Og* オガネソン (294)

57〜71 ランタノイド	57La ランタン 138.9	58Ce セリウム 140.1	59Pr プラセオジム 140.9	60Nd ネオジム 144.2	61Pm* プロメチウム (145)	62Sm サマリウム 150.4	63Eu ユウロピウム 152.0	64Gd ガドリニウム 157.3	65Tb テルビウム 158.9	66Dy ジスプロシウム 162.5	67Ho ホルミウム 164.9	68Er エルビウム 167.3	69Tm ツリウム 168.9	70Yb イッテルビウム 173.0	71Lu ルテチウム 175.0
89〜103 アクチノイド	89Ac* アクチニウム (227)	90Th* トリウム 232.0	91Pa* プロトアクチニウム 231.0	92U* ウラン 238.0	93Np* ネプツニウム (237)	94Pu* プルトニウム (239)	95Am* アメリシウム (243)	96Cm* キュリウム (247)	97Bk* バークリウム (247)	98Cf* カリホルニウム (252)	99Es* アインスタイニウム (252)	100Fm* フェルミウム (257)	101Md* メンデレビウム (258)	102No* ノーベリウム (259)	103Lr* ローレンシウム (262)

典型非金属元素
典型金属元素
遷移金属元素

原子番号
元素名
原子量

本表の4桁の原子量はIUPACで承認された値である。なお、元素の原子量が確定できないものは( )内に示した。
*安定同位体が存在しない元素。

新 食品理化学実験書

編著者
髙野克己
渡部俊弘
著　者
内野昌孝
佐藤広顕
辻井良政
中澤洋三
野口治子
山﨑雅夫

三共出版

まえがき

　本書は大学においてはじめて食品分析に取り組む学生の入門書として編纂したものである。
　実験の心得，実験ノートの取り方，レポートの書き方，試薬の調製，器具の取扱い，洗浄方法，有効数字，エクセルを使ったグラフの作り方といった基礎的な事項からはじまり，食品に関わる定性分析および定量分析について幅広く網羅している。さらに理化学特性試験，酵素試験や官能試験など食品の品質評価に関わる試験も取り上げ，食品分析を体系的に学べる実験書とした。
　実験初心者である学生の理解の助けとなるよう，実験操作の所作を図示したフローチャート方式を用い，本書を参照すれば実験をはじめられるような構成を心掛けた。白黒印刷になっているが，色調などが重要な写真についてはカラーで見られるよう，リンク先をQRコードで示した。現在の化学分析は，高価な専用装置を用いて比較的容易に数値データが得られ，実験試料からデータまでのプロセスがブラックボックスとなっている例が多い。本書は安価なガラス器具や汎用装置を用い，実験原理を念頭におき測定値を定量値にするプロセスまで理解できることを目標にしている。
　本書の効果的な利用方法としては，実験に取り組む前に事前予習をしっかり行って頂きたい。実験目的を理解し，必要な器具，試薬を事前にノートに書き出し，自分なりに実験操作のフローチャートを作成し，フローチャートから実験原理を反芻することを繰り返せば，個々の実験について理解が深まり，注意深く観察する姿勢や結果を的確に考察する素養を身につけることができる。ぜひ，本書を実験スキル向上に活用して頂きたい。
　本書はこれまで東京農業大学の学生実験に使用され，学生から多くの指摘を受けながらブラッシュアップが図られてきた。学生らの協力に深く感謝いたします。
　さいごに，本書の出版にご尽力を賜った三共出版株式会社　飯野久子氏に深謝の意を表します。

2016年　3月

編　者

目　次

1章　実験を始めるにあたって
- 1-1　実験の心得 …………………………………………………………………………… 1
- 1-2　必要な基礎知識と初歩的な器具，機器の取り扱い …………………………… 9
- 1-3　実験データの取り扱いと記録の仕方 …………………………………………… 19
- 1-4　分析実験を始めるにあたって …………………………………………………… 25

2章　食品の一般成分の分析
- 2-1　食品の一般分析とは ……………………………………………………………… 27
- 2-2　試料の採取・均一化・保存 ……………………………………………………… 28
- 2-3　水　　分 …………………………………………………………………………… 29
  - 常圧加熱乾燥法　31
- 2-4　タンパク質 ………………………………………………………………………… 33
  - ケルダール法　34
- 2-5　脂　　質 …………………………………………………………………………… 39
  - （ⅰ）ソックスレー脂質抽出法　39　　（ⅱ）クロロホルム・メタノール混液抽出法　43
- 2-6　灰　　分 …………………………………………………………………………… 46
  - 直接灰化法　46
- 2-7　炭水化物 …………………………………………………………………………… 48
- 2-8　食物繊維 …………………………………………………………………………… 50

3章　食品分子の理化学特性試験
- 3-1　タンパク質・アミノ酸 …………………………………………………………… 57
  - 3-1-1　タンパク質の定性反応 …………………………………………………… 57
    - （ⅰ）アミノ酸に共通な呈色反応：ニンヒドリン反応　57　　（ⅱ）タンパク質に共通な呈色反応：ビウレット反応　58　　（ⅲ）芳香族アミノ酸およびこれを含むタンパク質の呈色反応：キサントプロテイン反応　59　　（ⅳ）チロシンの呈色反応：ミロン反応　60　　（ⅴ）トリプトファンの呈色反応：ホープキンス・コール反応　61　　（ⅵ）シスチン・システインの沈澱反応：硫化鉛反応　62　　（ⅶ）タンパク質の凝固反応：熱による凝固反応　63　　（ⅷ）タンパク質の有機沈澱試薬による沈澱：トリクロロ酢酸による沈澱反応　64　　（ⅸ）タンパク質の塩析：硫酸アンモニウム飽和溶液による塩析　64
  - 3-1-2　タンパク質の定量法 ……………………………………………………… 65
    - （ⅰ）紫外部吸収法　65　　（ⅱ）ビウレット法　65　　（ⅲ）Lowry法の改良法　66　　（ⅳ）ブラッドフォード法　68
  - 3-1-3　タンパク質の溶解性 ……………………………………………………… 69

（ⅰ）pHの影響　69　　（ⅱ）温度の影響　71　　（ⅲ）塩濃度の影響　73
　3-1-4　タンパク質の凝固性………………………………………………………74
　　（ⅰ）塩凝固　74　　（ⅱ）酸凝固　75　　（ⅲ）アルコール沈澱　76
　3-1-5　タンパク質の溶媒分画……………………………………………………77
　　ミリグラムスケールでの溶媒分画　77
　3-1-6　タンパク質の電気泳動……………………………………………………79
　　SDS-PAGE　79
3-2　デンプン………………………………………………………………………81
　デンプンの精製法　81
　3-2-1　デンプンの定量……………………………………………………………82
　　（ⅰ）ソモギー・ネルソン法：還元糖の定量　84　　（ⅱ）フェノール・硫酸法：全糖量　87
　　（ⅲ）形状の観察　89
　3-2-2　アミロースとアミロペクチンのヨウ素呈色……………………………90
　　（ⅰ）アミロースの抽出　91　　（ⅱ）ヨウ素呈色のスペクトル測定　91　　（ⅲ）アミロース含量の
　　測定　94　　（ⅳ）デンプン糊の形状　96
　3-2-3　老化とアミラーゼ分解性…………………………………………………97
　　BAP法　98
3-3　脂質（油脂）…………………………………………………………………99
　　（ⅰ）脂肪酸分析　99　　（ⅱ）融点，凝固点　102　　（ⅲ）酸価　103　　（ⅳ）ケン化価　105
　　（ⅴ）ヨウ素価：ウィイス法　107　　（ⅵ）過酸化物価　110　　（ⅶ）カルボニル価　112

4章　食品の各種分析

4-1　容量分析法……………………………………………………………………115
　4-1-1　中和滴定法…………………………………………………………………111
　　（ⅰ）0.1N 水酸化ナトリウム溶液の作成と標定　116　　（ⅱ）食酢中の酢酸の定量　118
　4-1-2　キレート滴定法……………………………………………………………120
　　（ⅰ）0.01M エチレンジアミン四酢酸二ナトリウム標準溶液の作成と標定　121　　（ⅱ）水の硬度測
　　定　124
　4-1-3　沈澱滴定法…………………………………………………………………125
　　（ⅰ）0.02N 硝酸銀標準溶液の作成と標定　126　　（ⅱ）しょうゆ中の塩化ナトリウムの定量　128
　4-1-4　物理化学的分析法…………………………………………………………129
　4-1-5　鉄の定量法…………………………………………………………………131
　　フェナントロリン比色法　131
4-2　食品の品質に関わる酵素の活性測定………………………………………134
　4-2-1　α-アミラーゼ活性…………………………………………………………134
　4-2-2　β-アミラーゼ活性…………………………………………………………135
　4-2-3　グルコアミラーゼ活性……………………………………………………137

4－2－4　α-グルコシダーゼ活性……………………………………………………139
4－2－5　プルラナーゼ活性…………………………………………………………140
4－2－6　プロテアーゼ活性…………………………………………………………142
　　　（ⅰ）Kunitz 法　142　　（ⅱ）アゾカゼイン法　143
4－2－7　チロシナーゼ………………………………………………………………144
4－2－8　リパーゼ……………………………………………………………………145
4－3　食品の原材料判別…………………………………………………………………147
4－3－1　PCR の原理…………………………………………………………………147
4－3－2　特異的プライマーの構築方法の解説……………………………………147
4－3－3　PCR 法を用いた食品の原材料判別………………………………………148

5章　コメの品質評価

5－1　外観観察……………………………………………………………………………150
5－2　水分含量の測定……………………………………………………………………151
5－3　千粒重の測定………………………………………………………………………151
　　重量法　152
5－4　精白米鮮度の測定…………………………………………………………………152
　　（ⅰ）酸性指示薬による方法　152　　（ⅱ）グアヤコール反応　153
5－5　搗精度の測定………………………………………………………………………154
　　NMG 試験　154
5－6　コメデンプンの観察………………………………………………………………155
5－7　アミロース含量の測定……………………………………………………………156
　　ヨウ素呈色法　157
5－8　タンパク質含量の測定……………………………………………………………158
　　ケルダール法，炭素・窒素同時定量装置（CN コーダー）　158
5－9　脂肪酸度の測定……………………………………………………………………158
　　パルミチン酸を基準とした比色法　158
5－10　炊飯特性試験………………………………………………………………………160
5－11　アルカリ崩壊度……………………………………………………………………164
5－12　米飯の食味官能試験………………………………………………………………164
5－13　発　芽　力…………………………………………………………………………167

付　　表……………………………………………………………………………………169
参考文献……………………………………………………………………………………170
索　　引……………………………………………………………………………………171

1章　実験を始めるにあたって

1-1　実験の心得

1　実験の目的

実験の目的は理論と実際が一致することであり，実験者はその実験を忠実に行うことが大切である。学生実験は，授業時間に行う実験と卒業論文作成のための実験の二つの場合が考えられる。実験の目的はどちらに属するかによって多少異なる。下記に(1)，(2)としてそれぞれの目的を記述する。

(1) 授業時間に与えられた課題について実験を行う場合の目的
　① 講義で聞いた理論が実際に実験の中で起こることを自分の目で確かめる。
　② 現象の変化と実際の方法を確実に修得する。
　③ 正しい結果を得る方法，過程を学ぶ（器具，機器，試薬の取り扱いの修得などを含めて）。

(2) 卒業論文等を作成するために行う研究実験の目的
　① 研究実験は新しい知見を得るために行うのであるから，この場合の目的は正しい結果を得ることである。
　② (2)の実験を行うため(1)の操作を十分に修得する。

　(1)，(2)いずれにしても実験の目的は，自然現象をよく観察して，その中からはっきりした因果関係の法則を見出すこと。また，推定できる因果関係が果たしてその通り法則的に行われるかどうかを確かめることにある。

　このテキストはおもに(1)の場合，すなわち食品理化学実験に欠かすことのできない基本操作の修得を目的としている。

2　一般的注意

(1) 実験の心構え
　① 実験は積極的に自ら行う。

② 実験中は常に平常心を失わず効率よく操作する。
③ 初めて経験する実験でも，極度に緊張しない。
④ 実験書の操作を忠実に行う。
⑤ 目的にかなった器具，機器を選び，それを用いる。
⑥ 単独で実験を行ったり，無理な状態で実験を行わない。
⑦ 疑問点は実験の指導者に質問し，その指示に従う。
⑧ 実験に馴れてくると，安心感が強くなり，実験の操作が粗雑になるので注意する。

(2) **実験の身じたく**
① 実験室に入るときは白衣を着用し，手を洗う。
② 白衣のポケットに小型の手拭き，またはタオルを入れておく。
③ 服装は実験しやすいものを着用し，靴は底の低い上履きを使用する。
④ 髪の長い人はその髪を束ね，実験の種類によってはマニキュア，指輪なども支障をきたすのでそれらをしないようにする。
⑤ 目に危険がともなう実験には，保護メガネをかける。

(3) **共同実験室における注意事項**
① 自分の実験に気を配ると同時に他人の行動にも気を配ることが大切である。
② 有毒ガスを発生する実験はドラフト内で行う。
③ 引火性の溶液（とくにエーテル）を使用しているそばでガスに火をつけてはならない。
④ 共同で使う器具に対しても無責任に取り扱わず大切に取り扱う。
⑤ 直示天秤，電子天秤などの精密機械は取り扱いに注意し，周辺は清潔に保つ。
⑥ 一個所において共同で使う試薬は，各自で必要量のみ実験台へ持っていく。
⑦ 実験室には不燃物入れと可燃物入れが用意されているので，所定の廃棄物入れに捨てる。
⑧ カミソリなどはテープで巻いて所定の場所に捨てる。
⑨ 使用した器具は元の位置にきちんと戻す。

(4) **実験台使用上の注意**
① 実験開始前，実験中もこまめにぞうきんで実験台を拭く。
② 実験台がきちんと整理された状態で実験を行う。

③ 実験台上や足元にカバン，バッグ類などを置いたまま実験しない。

(5) 火災防止のための注意事項
　エーテル類，石油エーテル，アルコール類，ベンジン，アセトンなどの引火性薬品の取り扱いの不注意によって起こる場合が多い。引火性薬品を取り扱う場合は次のような点に心がける必要がある。
① 一度に大量に取り扱わない。
② 火を使っている実験台では取り扱わない。
③ 閉め切った部屋で取り扱わない。
④ エーテルをふくんだ口紙などを不用意に乾燥機に入れない。
⑤ 直火で加熱しない。
⑥ 万一，引火性薬品の容器を倒したり，壊したらすぐに付近の火の元を止める。

(6) やけど（火傷）防止のための注意事項
① 衣服に引火したら
　あわてずに床に寝ころんで火を消し，近くの人はすぐに水をかける。
② ガラス細工によるやけど
　ガラス細工のとき炎からとりだした赤熱色が消えてすぐに元のガラスの色に戻るが，温度はまだかなり高いので，これに触れるとやけどする。ガラス細工の際には，その点を十分注意する。
③ ガスバーナーによるやけど
　ガスの炎は青い炎にして使用するが明るい日光のもとでは炎がよく見えないことがある。しかし炎は実際より高くまでたち上がっており，しかも炎の先端がもっとも高温であるので，十分注意する。

(7) ガラスによる切傷防止のための注意事項
　実験室の外傷で最も多いのはガラスによる切傷である。ガラス器具を取り扱うときは次の点に注意する。
① ガラス器具を洗浄するときは必ずブラシを用いる。
② ビーカーを片手でふちなどをつまんで持ち上げてはいけない。中の液の重さで割れることがある。
③ ガラス管やガラス棒を切断したら必ずその切り口を灼熱して滑らかにしておく。
④ ゴム栓やコルク栓に穴をあけてガラス管を差し込むときは，あらかじめ少量の水でゴム栓，ゴム管の内部を湿した後，小さい力で徐々に行う。

(8) 薬品による傷害防止のための注意事項

薬品による傷害には二通りある。その一つは濃厚なアルカリや酸を皮膚につけたときである。もう一つは有毒な薬品やガスを飲み込んだり，吸入したときである。これらの傷害防止のためには次のような注意が必要である。

① 濃厚なアルカリや酸を取り扱ったときは必ず手を洗う。
② 硫酸を水に混ぜる場合は必ず水の中へ硫酸を少量ずつ攪拌しながら加えていく。
③ 濃厚なアルカリや酸の入ったビーカーを激しく攪拌しない。
④ 濃厚なアルカリや酸を加熱しているとき顔を近づけて覗き込まない。
⑤ 濃厚なアルカリや酸をピペットで吸い上げてはならない。とくに少量の場合は絶対にピペットを用いてはならない。
⑥ アンモニア，塩酸などのビンを開けるときは，顔を横に向けて少しずつ開ける。
⑦ 室内で有毒ガスを発生させない。

(9) 実験室を退室するときの注意事項

実験が終了したら，使用した実験器具の後片付けをし，実験台をきれいに拭き実験室の掃除をして，ゴミを捨てる。実験室を退室する前に次のことを確認する。

① 実験に使用した電気器具のスイッチを切る。コンセントから差し込みコードを抜く。
② ガスの元栓を完全に閉じていることを確認する。
③ 水道管の蛇口を完全に閉める。

3 実験の修得に大切なこと

(1) 計画と準備

① 実験を始める前に綿密な計画と準備をしなければならない。
② 実験書をあらかじめよく熟読して，実験の目的を正しくつかんで臨む。

(2) 観察と記録

●観　　察

① 実験は実験書にいくら細かく記述されていてもその通りにならない場合があるのでよく観察する。
② 授業実験では実験の結果だけが目的ではなく，実験過程を重視する

のでひとつ，ひとつ現象をよく観察する。
③ 今どんな反応が起きているのかを頭に描きながら観察すると失敗が少ない。
④ もし実験が失敗したとき途中の経過が詳細に観察されていれば経験を積んだ指導者はその観察事項から失敗の原因が類推でき，無駄な実験の繰り返しを避けることができる。
⑤ よい結果を得るためにはよく観察することが重要である。

●記　　録
① 実験記録は単なる観察や結果のメモだけでなく，途中の操作，現象の変化および得られた結果をすべて漏らさず，その場で正しく記録する。
② 記録ノートは手軽で携帯に便利なものを選び左右のページには測定値，観察事項，計算あるいはデータの整理に使うように工夫するとよい。
③ 実験データの計算や整理は実験終了後できるだけ早く行うことが望ましい。
④ 誤って記載したときは，訂正記号をつけておく。
⑤ データを紙片に記録すると紛失するおそれがあるし，まして口紙などに記録してはならない。
⑥ 実験記録は必ず一冊のノートに記録する。
⑦ 万一紙片に書き留めたときは転記をしないでノートにそのまま貼り付けるようにする。

実験ノートの作り方の一例—RESARCH LAB NOTEBOOK　（コクヨ㈱)より—
　この研究ノートは，研究者が研究開発活動の内容を自ら整理して記録するものです。研究者の貴重な財産となると共に，研究者のかけがえのない研究成果を，知的財産権として最適に保護する際の重要な証拠資料にもなるものです。研究ノートはその日の研究内容を記録します。その際，各種のデータの他に，着想に至った背景や目的，具現化の手段・方法なども併せて書いておくと，特許出願時により使いやすく便利です。
　《必ず守らなければならないこと》
　1　研究ノートへの記録は，研究・実験等の作業を行った当日に行う。
　2　記録年月日・記録者の署名・確認者による書名と書名日の記入を各ページに行う。(年月日は西暦で，書名はフルネームで。)
　3　筆記具はペンやボールペンなど黒（または青）インクで，消えにくいものを使用する。(鉛筆や色鉛筆は消すことができるので使わない

※知的財産権として最適に保護する際の重要な証拠資料とするための必要条件。

こと。)

　4　記入するときは，後日加筆できないようにするため，途中に余白ページや余白部分を生じさせないように，ページ順に詰めて行う。

《推奨事項》【記入例】を参照

　1　研究ノートはできる限り一人で使用する。以下の推奨事項，記入例は一人での使用を想定している。

　2　研究ノートの使用開始時には，表紙に研究ノート番号・氏名・所属・使用開始日などを記入した後，各ページにページ番号を記入する。

　3　当日の記録をするにあたって，最初に各ページ左の欄に，記録年月日を記入する。

　4　各ページの右の欄には，最初に研究プロジェクト名や主題名を書いてから記入する。

※同じページに続けて異なる研究内容を記録する場合も，研究プロジェクト名や主題名を最初に書く。

　5　誤記をしたときは，元の状態がわかるように，その部分に2本線を引いて消し，消した個所に捺印あるいは署名と，訂正日を記入する。

※誤記と訂正の内容，日付を証拠として残すため，消しゴムや修正液などで消さないこと。

　6　以前に行った記載を後日訂正する場合は，訂正すべき個所には直接訂正せず，訂正する日のページに，「以前に行った記載を下記の通り訂正する。」と書き，訂正したい個所のページ番号・年月日・訂正内容・訂正理由を記入する。

※訂正前後の内容，日付を証拠として残すため，以前の記載に直接訂正しないこと。

　7　参考文献や別のデータなどを引用する場合は，そのファイル名，文献名等出所を記載し，対応関係を明確にする。

　8　研究ノートに別の用紙を貼り付ける場合は，張り付けた後，用紙の周辺に割印を押す。

※後から貼付したのではないという証拠のため，割印の上に透明フィルムを貼るとよい。

　9　他の人からアイデア（提案）を受けたり，共同で着想した場合には，いつ誰からどのようなアイデアを受けたか，誰と共同で行ったかなど，日時と名前，具体的な内容などを，後のトラブル防止のためその都度記録しておく。

　10　やむをえず余白を残して次のページから使う場合，記録の末尾に続き「以下余白」と記載する。

　11　記録内容が2ページ以上にわたる場合は，ページの最初に「続き」と記入し，前ページに続けて記録する。

　12　当日の記録が終わったら，確認者の欄に署名と署名日の記入をしてもらう。（記録日からできるだけ早めに記入してもらう。）

※確認者には，記載したことの事実を証明してもらうだけなので，特に技術内容の理解できる人や所属部署の上司である必要はない。

　13　1ページに複数日の研究内容を記録する場合には，一日の研究内容の末尾に続き，確認者の署名と署名日の記入をしてもらう。

1-1 実験の心得

【記入例】

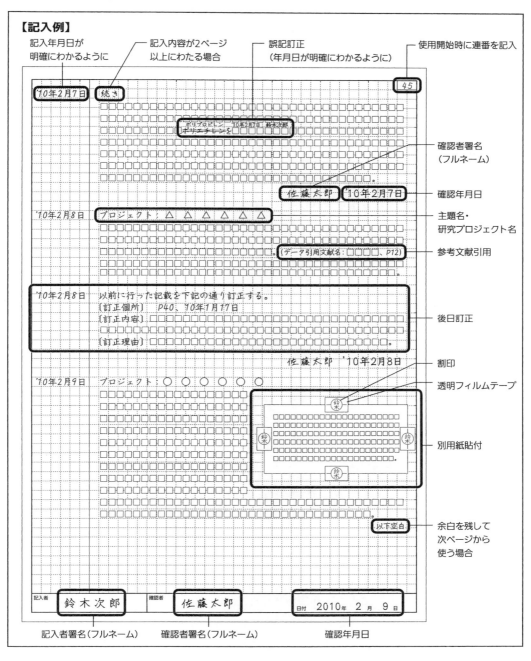

リサーチラボノートは，山口大学の佐田洋一郎教授が，日本の文具メーカーであるコクヨ㈱と共同で開発した研究ノートです。

(3) レポートの書き方

　実験を実施したら一般にその結果をまとめてレポートを作成する。授業実験のレポートは研究論文とは異なり自分の新知見や学説を記述するものではない。しかし，レポートを書く場合においても，せっかく自分が苦労して得た成果を人に伝えるものであるから，その書き方には多少の工夫を要する。

●レポート作成の意義と心構え
① 授業実験のレポートにおいては，その学生がどれほど忠実に与えられた課題に対応したかを報告することに意味がある。
② 実験成果を整理して検討し，レポートを作成し提出して初めて実験が完了したことになる。
③ 授業実験のレポートを書くことによって，一応理解した定量原理，使用器具，試薬，操作，計算法などを具体的な形で把握，復習できる。
④ レポートには実験者の人格が現れるものであるから読みやすいきれいな文字でわかりやすい文章で書くようにする。

●レポート作成の手引き
　実験レポートの形式にはいろいろあるが，実験目的，実験原理，実験方法（試料および試料溶液の調製，器具，実験操作，計算法），実験結果，考察および感想，疑問などの順序に書くのが普通である。以下これらの項目についての注意点を述べる。

実験目的
　この実験から何を修得できるかを書く。その書き方は箇条書に簡潔にする。

実験原理
1) 実験書の丸写しではなく，実験書の記述内容をもう一度自分の文章で書くように努力した方がよい。
2) このとき苦労してまとめた実験原理の内容は，いつまでも記憶に残るものであり，このことが重要なのである。

実験方法
1) 試料および試料溶液の調製については細かく正確に書くこと。
2) 試薬名や濃度の表示は英語，日本語のいずれかに統一するのが望ま

3) 器具は直接実験に必要なものだけにとどめ，装置などは図解して説明した方が分かりやすい場合がある。
4) 操作は実際に実施した通りを具体的に記載し，分かりやすく書く。
5) 操作を記述することによって実験の誤りを発見することがある。

実験結果
1) 基本的な実験テーマであれば観察したことや測定値はすべて記載する。
2) 実験結果は図や表を用いて見やすいように工夫を凝らすとよい。
3) 最終結果は有効数字を考慮して明示する。
4) 定量実験ではよく単位を忘れることが多いので注意する。

考　察
1) 考察とは実験結果についてその正しさを説明することである。
2) このため目的に関しての使用試薬，器具，操作，実験結果との関係を考える。
3) 実験結果を参考書や学術雑誌などを用いて比較検討する。

感想・疑問・反省
1) 実験中に気付いたことや疑問に思ったことはすべて記載するようにする。
2) 良い実験結果が得られないときには自分の実験態度，考え方などについての反省を次回への参考になるように書く。

1-2　必要な基礎知識と初歩的な器具，機器の取り扱い

1 試薬の調製

実験を行う場合，試薬の調製が必要になってくる。その基礎知識として次のことを理解しておくとよい。

(1) 試薬および純度

試薬とは，理化学的試験，検査，分析，研究，実験および特殊工業などに使用するために必要な特定の純度を持った薬品類である。わが国では，試薬の規格はJIS（日本工業規格）で定められている。JIS規格は試薬の等級を純度にしたがって，JIS標準試薬，JIS特級，一級，特殊試薬に分けられる。

(2) 試薬の取り扱いの注意事項

① 調製した試薬には調製直後に必ずラベルをはり，正規の記載（試薬名，濃度，調製日，調製者名）をしておく．

調製試薬のラベル例

```
①0.25 mol/L  ②水酸化ナトリウム溶液
③(F = 0.9995)
④平成27年11月23日    ⑤三共太郎
```

調製した試薬の
① 濃度
② 名称
③ ファクター等の特記情報
④ 調製日
⑤ 調製者

② 光によって変質する試薬は必ず褐色ビンに入れる．
③ アルカリ性の液体試薬は，ポリエチレン製試薬ビンに貯蔵する．
④ 原則として試薬ビンにピペットなどを直接入れてはいけない．
⑤ 一度ビンから出した試薬は，元のビンに戻してはいけない．
⑥ 試薬ビンから試薬を取ったら直ちに栓をし，使用後は所定の場所に戻す．
⑦ 別のビンの栓と混同したり，ラベルを汚したりしないように注意する．

(3) 溶液濃度の表示法

溶液の濃度を表すにはいろいろな方法があるが，比較的広く利用されているものを次にあげる．

① 重量百分率

溶液 100 g 中に含まれる溶質の g 数で表した濃度．数字の次に $W\%$ と記す．

② 容量百分率

溶液 100 mL 中に含まれる溶質の容量 mL 数で表した濃度．数字の次に $V\%$ と記す．

③ 重量対容量百分率

溶液 100 mL 中に含まれる溶質の g 数で表した濃度．数字の次に $W/V\%$ と記す．

④ 百万分率

100万分量単位中の絶対数をいう．一般には試料 1,000 g 中に含まれる問題成分の量を mg 数で表した濃度．あるいは 1,000 L 中に含まれる問題成分の量を mL 数で表した濃度．数字の次に ppm と記す．

⑤ ミリグラム百分率

試料 100 g 中に含まれる問題成分の量を mg 数で表した濃度．数字の次に mg% と記す．

⑥ モル濃度

溶液 1,000 mL 中に含まれる溶質のモル数で表した濃度。数字の次に M または mol/L と記す。

⑦ 規定濃度

酸，塩基または塩の価数をそれらのモル濃度に乗して表した濃度。数字の次に N と記し，「規定」と読む。

例えば，1価の酸である塩酸 0.5 mol/L の規定度は 0.5 N（= 1価 × 0.5 mol/L），2価の酸である硫酸 0.5 mol/L の規定度は 1.0 N（= 2価 × 0.5 mol/L），となる。

2 器具の取り扱い

(1) 一般的な器具類とその取り扱い方

ビーカー

ビーカーは試薬を溶解したり，2種類以上の液体を混合したりするのに広く使われる。10 mL から数リットル容量のものもあるが，100〜300 mL 容量のものがよく使われる。一般的に硬質ガラス製，プラスチック製，金属製などがある。口付きビーカーは一般用に広く用いられる。コニカルビーカーは上部がやや細くなっているため振っても中の液がこぼれることがないので滴定に用いると便利である。

ビーカー

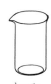
トールビーカー

コニカルビーカー

フラスコ

フラスコには多くの種類があり，用途によりそれぞれのフラスコが使われ，容量もいろいろある。三角フラスコ，ナス型フラスコ，ナシ型フラスコ，三ツ口フラスコは化学反応を起こさせるときに使うものであるから熱には強い。また三角フラスコは頸部が細いので，ゴム栓，コルク栓で密栓が可能で，溶液の貯蔵あるいは冷却器を接続して一定濃度の溶液の反応などにも使われる。ナス型フラスコ，ナシ型フラスコは反応用容器として，あるいはエバポレーターによる濃縮用容器や減圧蒸留の受器などに用いられる。三ツ口フラスコは撹拌機，温度計，滴下ロートなどそれぞれの口に取り付けて使用する。

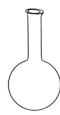
丸底フラスコ

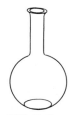
平底フラスコ

ロート

ロートは沈殿と母液を分けるときに使われるもので多くの種類があり使用目的によって使い分けられる。普通のロートはガラス製で，大きさは口径が 3〜30 cm まであるが，5〜7 cm くらいのものが使いやすい。足は短脚と長脚がある。液体を細口ビンに移すときはそのまま使うが，沈殿を分離するときはロ紙を用いて自然ロ過をする。

ロート

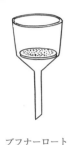

ブフナーロート

ブフナーロート
　ブフナーロートは磁製で目ざらがかくれる程度の大きさに口紙を手で切り取って乗せ，吸引ビンと組み合わせ水流ポンプなどで減圧し，手早く沈澱を分離するのに使われる。

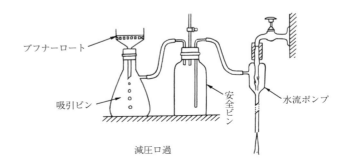

減圧口過

分液ロート
　無色と褐色ガラス製があり型も丸型，長型の2種類ある。揮発性有機溶媒の混合，2層を形成する液の分離や溶液中の溶質を，その溶液中の溶媒と混合しにくい別の溶媒で抽出するときに使われる。有機溶媒のときはテフロンコックのものを使用する。

分液ロート

水流ポンプ（アスピレーター，サッカー）
　ガラス製と金属製があり，減圧口過，溶液の減圧，濃縮に使われる。ポンプと装置の間に安全ビンを置き使用する。これは水圧の変化に伴って装置内に水の逆流を防ぐためである。

吸引ビン

吸引ビン
　50～3,000 mL 容量のものがある。肉厚で耐圧性が強く，水流ポンプに接続して減圧操作に使われる。

（常圧用）

デシケーター
　常圧用のデシケーターと真空デシケーターとがあり，それぞれ無色と褐色のガラス製や最近では強アクリル樹脂透明板のものがよく使われる。常圧用デシケーターは試料，秤量ビン（皿）などを正常な恒湿の状態に保管する目的に使われる。真空デシケーターは加熱によって変化する恐れのある物質を乾燥する目的に使われる。乾燥剤として塩化カルシウム，酸化カルシウム，シリカゲルのいずれかを用い，中板の下に乾燥剤を入れる。使用する場合はすり合わせのふたに薄くワセリンを塗り密着させる。ふたを取るときは抱えるように押さえて横にずらす。

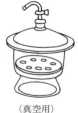

（真空用）
デシケーター

(2) 測定器具とその取り扱い方

ある濃度の試薬を調製したり，一定容量を採取する目的に使用される測容器の主なものには，メスシリンダー，メスフラスコ，ピペット，ビュレットなどがある（いずれも一定の誤差以内で検定済みでありこの許された誤差を公差という）。測容器は容器内の液の水位から，容量を測るのであるから温度によって測定結果が異なる。そのためわが国では 20℃ を測容の標準温度と定めている。

メスシリンダー

10, 20, 50, 100, 250, 500, 1,000 mL 容量のふたなしのものと，共栓付きのものがある。それほど精密度を必要としないときに使われる。メスシリンダーの中に入れた液体の容量は図に示す液の下端（メニスカス）目盛りを真横から読む。メスシリンダーの目盛りは放出容量（液を外に出したときの容量）が表示されている。

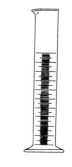

メスシリンダー

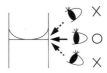

メスフラスコ

5, 10, 25, 50, 100, 250, 500, 1,000, 2,000 mL 容量のものがある。無色と褐色ガラスのものがあり，図に示すように頸の中程に標線がある。一定の溶液を正確に調製するのに使われ，メニスカスが標線と一致したときが正確な容量である。一般にメスフラスコは充満容量（液を中に満たしたときの容量）が表示されている。しかしメスフラスコによっては 2 本の標線があるものがある。この場合には E と A の記号が記されており，A が放出容量，E が充満容量を示す。

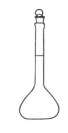

メスフラスコ

ピペット

ピペットはホールピペット，メスピペットおよび駒込ピペットに大別でき，少量の溶液をたやすく，または正確に採取するときに使われる。

ホールピペット

図のように中間部が膨らんでおり，上部の管のところに標線があり，これは放出容量を示す。一定の液量を正確に採取するときに使われる。

① 使用する場合はきれいな乾燥したピペットを用いるのが原則である。
② ピペットの内部に水が付着している場合は，採取しようとする溶液で内部を洗浄する（共洗い）。
③ ピペットの先端を採取しようとする液中に 3 cm 以上入れ，口で液を吸い上げる。このとき浅く入れて採取すると空気が入り液を飲み込む場合があるので注意する。

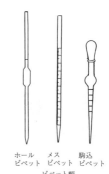

ホール　メス　駒込
ピペット　ピペット　ピペット
ピペット類

④ ピペットの標線の上2～3 cmまで液を吸い上げたら、口を離し手早く人差し指の腹でピペットの上端を押さえる。
⑤ 標線上の余分な液を放出しメニスカスの底を真横から見て標線に合わせる。
⑥ メニスカスと標線を合わせたら、ピペットを垂直に持ち、押さえの指をわずかに緩めて徐々に流出する。
⑦ 液の流下が終わったらなお約10秒そのままの状態を保つ。
⑧ 最後に残った液は、ピペットの先端をガラス壁につけピペットの上部を人差し指でふさぎ、ピペットの膨らんだ部分を手のひらで握ると中の空気が膨張して液が押し出される。

メスピペット

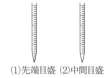
(1)先端目盛 (2)中間目盛

図のように目盛りが刻んである。メスピペットは先端まで目盛りがきざんであるもの(1)と中間まで目盛りがきざんであるもの(2)の2通りがある。任意の液量を正確に採取するときに使われる。扱い方はホールピペットにほぼ準ずるが、液を全部流出させるのではなく、必要量の目盛りまできたときに、上部をふさいで流出を止め先端をガラス壁につけ、残滴を残さないようにする。先のホールピペットは1回の操作で1回だけ液を採取できるが、メスピペットは1回の操作で連続的に複数回の液を分注できるメリットがある。

駒込ピペット

図（p.13）のように荒い目盛りが刻んである（無いものもある）。駒込キャップを付けて使用する。口で吸うと危険な溶液の採取やごく大ざっぱに溶液を採取するときに使われる。

マイクロピペット

ダイヤルを設定することで可変量の体積の液体を採取して移すことができるピペットである。1～10 μLや1,000～5,000 μLなど、それぞれの範囲のものがあり、有効数字3～4桁で体積を設定できる。

このピペットは精密なピストンで吸い上げる構造であり、摩耗や汚染により体積値の変動が生じるため定期的なメンテナンスが必要となる。酵素反応実験などの迅速なピペッティング操作が要求される場合や、遺伝子実験などの極少量の体積を精度よく採取する場合に必須の器具である。

写真提供：エムエス機器株式会社

ビュレット

　図のように均一な太さのガラス管に目盛りが刻んであり，25，50 mL 容量のものが最もよく使われ，0.1 mL 毎に目盛りが刻まれている。無色と褐色ガラス製がある。下部にすり合わせのコック付きの流出口を持つガイスラー型（1）と，流出部がゴム管で連結され，ピンチコックやガラス玉で止めてあるモール型（2）の二つがある。このほか全容量 2 mL のミクロビュレットや自動ビュレットがある。いずれも溶液を滴下して流出容量を正確に測るのに使われる。なお，最小目盛りの 1/10 まで目測して流出容量を測る。

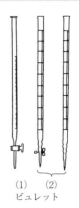

（1）　（2）
ビュレット

① ガイスラー型を使用するときはコックには多くの場合ワセリン（またはシリコングリス）を塗る。
② この塗り方はすり合わせの両端にごく薄くワセリンを塗り，回転して滑らかに回るようにする。
③ ビュレットスタンドに垂直に固定し，目盛り零点の上部まで液を満たす。
④ コックを押しながら回転して液を徐々に流出し，液面を零線もしくは適当な目盛りのところでメニスカスを合わせる。
⑤ 流出口の先端についた滴は口紙またはガラス棒にちょっと触れさせて除く。
⑥ 先端やコックのところなどに空気の泡が残っていないようにする。
⑦ 液を流出するときは一定速度で行う。
⑧ 早すぎると内壁についた液があとから流下し，目盛りを読むまでに時間をおかないと不正確になる。
⑨ 使用後は十分洗浄し乾燥する。
⑩ コックには紙をはさんで固着を防ぐ。

3　質量の測り方

　定量実験を行う場合の基本的操作の一つに重量測定がある。重量測定を行う場合には天秤の正しい使い方を心得ておかねばならない。また，実験の目的に応じて，どの程度の正確さが必要かを判断し，それに適した天秤を使うのがよい。最近では，従来の機器式天秤と異なる電子天秤が，取り扱い方も簡単容易であるので広く利用されるようになってきた。以下各種の天秤について述べる。

上皿天秤（バランサー）

　上皿天秤（バランサー）は遠心分離の前に遠沈管に入れる試料の質量を等しくしたいときなど簡略な測定に便利である。
① 秤皿を左右にのせ，指針の左右の振れが等しくなるように零点調節

遠沈管

をする。
② それぞれの皿に遠沈管に入れた試料をのせて左右の振れが等しくなるように加減する。
③ 試料を測り終えたら秤皿をどちらか一方に重ねて置く。

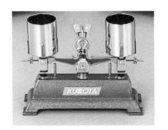

電子天秤

　電子天秤は磁石の反発を利用した測定方法である。皿に付けた円筒に巻いたコイルに電流を流して固定した磁石と反発させ，皿の位置が決まった位置にくるようにコイルを流す電流を調節し，そのときの電流値を重量に換算してデジタル表示するものである。

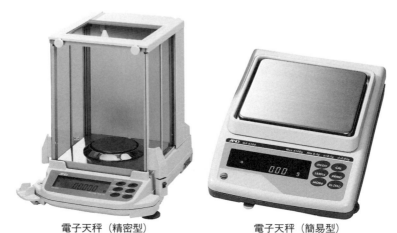

電子天秤（精密型）　　　　　　電子天秤（簡易型）
写真提供：株式会社エー・アンド・デイ

4　顕微鏡の取り扱い方

　顕微鏡は，光学的装置（対物レンズ，接眼レンズと照明装置）と機器的装置（鏡基およびその付属品）の二つの部分からなる精巧な機器であり，その構造を理解し，観察する対象とその目的に応じた顕微鏡を選ぶことが大切なことである。ここでは，通常の生物顕微鏡と実体顕微鏡の取り扱い方と基本操作について述べる。

(1) 生物顕微鏡の構造と使用法

【生物顕微鏡の主要部位】

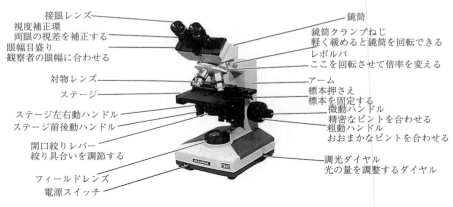

生物顕微鏡の各部名称

【プロトコール】

① 観察しようとする標本をカバーガラス側を上にしてのせクリップで固定する。
② 接眼レンズと対物レンズで倍率を合わせる。
③ 対物レンズでカバーガラスを割らないようにあらかじめ，ステージと対物レンズをできるだけ接近させる。
④ 電源を入れ適度な照度に合わせる。
⑤ 接眼レンズを覗きながら粗動ハンドルでステージを徐々に下げて（上げて），ある程度ピントを合わせる。
⑥ 左右の像が一つになるように眼幅を合わせる。
⑦ 右眼で右接眼レンズを覗きながら，微動ハンドルを回さずに接眼レンズの視度補正環を回し，ピントを合わせる。
⑧ 絞りを調節することにより観察したい部位をより引き立たせることができる。

＊最初から高倍率を使用すると観察したい部位が見つけがたいので，視野の広い低倍率から合わせる。

(2) 実体顕微鏡の構造と使用法

【実体顕微鏡の主要部位】

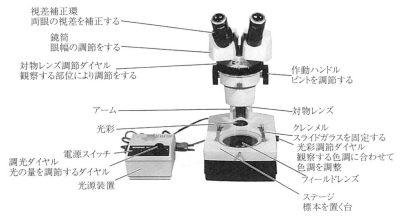

実体顕微鏡の各部位の名称

【プロトコール】
① 観察しようとする標本をステージの上にのせ，クリップで止める必要のあるものはしっかり止める。
② 光量が足りない場合はトランスフォーマー（光源装置）を設定し，電源を入れ適度な照度に合わせる。
③ 観察したい倍率にレンズを合わせる。
④ 接眼レンズを覗きながら，作動ハンドルを動かし，ある程度のピントに合わせる。
⑤ 左右の像が一つになるように眼幅を合わせる。
⑥ 右眼で右接眼レンズを覗きながら作動ハンドルを回し合わせ，次に左眼で左接眼レンズ作動ハンドルを回さずに接眼レンズの視度補正環を回し，ピントを合わせる。
⑦ 光彩は観察する標本に合わせて変える。

(3) 生物および実体顕微鏡を使用する場合の諸注意
1) 検鏡には直射日光を避ける。
2) 顕微鏡を持ち運ぶ場合は，一方の手で鏡柱（アーム）を持ち，もう一方の手で鏡脚を支える。
3) 検鏡を行う場所は，湿度が低く，清潔で振動のない平らな場所を選ぶ。
4) 検鏡を行う場合は，必ず接眼レンズを取り付けてから対物レンズを取りつける。

5) レンズに直接手を触れない。
6) 長時間ライトを付けていると標本が乾いて正しい像が見えなくなるので，水を数滴補充する。また消し忘れは電球の寿命を縮めるので，観察しないときは必ずライトを消す。
7) スライドガラスやカバーガラスは汚れているのを使用すると，気泡ができ，標本がゆがんで見えるのでそれらを清潔にしておくこと（生物顕微鏡）。
8) カバーガラスは気泡が入らないように，まずカバーガラスをピンセットではさみ，カバーガラスの一方を軽く押さえながら静かに放す（下図）。このとき余分な染色液や水はロ紙で吸い取る（生物顕微鏡）。

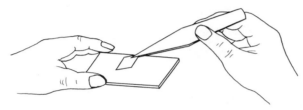

カバーガラスのかけ方

9) 接眼レンズの倍率を変えるときは必ずレボルバー（対物レンズ回転部）を押さえて回すこと（生物顕微鏡）。
10) 100倍の対物レンズを使用する場合は，スライドガラスの中央部に油浸用のオイルを一滴落とし，対物レンズをオイルを落とした部分に密着させる（生物顕微鏡）。
11) プレパラートを長期保存する場合は，無色のマニキュアまたはグリセリン水で，カバーガラスの外側を塗布する（生物顕微鏡）。

1-3　実験データの取り扱いと記録の仕方

　実験データを書き表したり，計算したりするときによく迷うのが，数値をどの桁まで表示すれば良いのかということである。
計算機やパソコンの表計算ソフトで表示されたすべての値を書いておけば間違いがないだろうと，安易に無意味な桁の数字が羅列しているレポートをよく見かける。しかし，これらは測定値が含む誤差をまったく考慮していないことになる。
　有効数字の考え方は，測定値の精度を表すために，さらに誤差の伝播を防ぐために，測定値を使用した計算においても重要である。

1 有効数字とは？

実質的な質量 1.0000234 g の物質があったとする。これを最小表示が 0.1 mg（0.0001 g）の精密型電子天秤で秤量した場合，1.0000 g と表示される。一方，これを最小表示が 0.1 g の簡易型電子天秤で秤量した場合，1.0 g と表示される。両者は同じ物質であるが，計測する天秤の精度によって，ノートに書き写す数値が異なってくる。この場合の小数点以下のゼロは省略しても良いのか？それともダメなのか？

このゼロの重みをわかりやすく説明すると，下記のように小数点以下のゼロの桁数によって表せる数値の範囲が異なってくる。

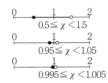

1) 1 とは，0.5 以上 1.5 未満の範囲を表す
2) 1.0 とは 0.95 以上 1.05 未満の範囲を表す
3) 1.00 とは 0.995 以上 1.005 未満の範囲を表す
4) 1.000 とは 0.9995 以上 1.0005 未満の範囲を表す

したがって，測定値を記録するときは，測定機器の精度を見極める必要があり，求められる精度に応じた適切な装置や器具を使用しなければならない。

以上のように，測定器で測定できる有効な桁数のことを「有効数字」と呼び

1) 1 は有効数字 1 桁
2) 1.0 は有効数字 2 桁
3) 1.00 は有効数字 3 桁
4) 1.000 は有効数字 4 桁

となる。

2 数値の精度の表し方

数値の精度の表し方には次の 2 通りがある。

1) 有効数字○桁

例 1) 20.6 g 有効数字 3 桁

例 2) 20.615 g 有効数字 5 桁

この表し方は，質量の単位を変えても有効数字は変わらない。

例 1) 0.0206 kg 有効数字 3 桁（小数点前後のゼロは桁数に数えない）

例 2) 20615 mg 有効数字 5 桁

2) 小数点以下○桁

例 3) 20.6 g 小数点以下 1 桁

例 4) 20.615 g 小数点以下 3 桁

3 数値の丸め方

精度が異なる複数の測定値などを使用して計算する場合，その前に有効数字を意識して揃えて数値を丸めておく必要がある。「丸める」とは有効数字を揃えるために小数を省略したりする端数処理のことで，算数の「四捨五入」と同じ，もしくはそれに近い作業である。数値の丸め方は次の2通りがある。

1) 四捨五入
2) JIS Z 8401 規格 A 則（通称：JIS 丸め）

ある実験の測定値（有効数字2桁）を丸めて有効数字1桁にしてデータ解析したいとき，2通りの方法で数値を丸めると，表のようになる。丸めた数値の後ろの↑は切り上げ，↓は切り捨てを指す。

「JIS 丸め」は，端数がぴったり5のときに，端数の前の数字が奇数のときは切り上げて，偶数のときは切り捨てるところが通常の四捨五入とは異なる。端数がぴったり5以外の場合は通常の四捨五入と同じ処理方法である。

例 1) 1.2500 JIS 丸めで有効数字2桁にすると 1.2（端数の前の数字が偶数なので切り捨て）

例 2) 1.3500 JIS 丸めで有効数字2桁にすると 1.4（端数の前の数字が奇数なので切り上げ）

例 3) 1.2501 JIS 丸めで有効数字2桁にすると 1.3（端数がぴったり5ではないので通常の四捨五入）

測定値	四捨五入		Z8401A 則	
2.2	2		2	
2.5	3	↑	2	↓
1.5	2	↑	2	↑
2.7	3	↑	3	↑
2.5	3	↑	2	↓
3.1	3		3	
3.5	4	↑	4	↑
5.5	6	↑	5	↓
4.1	4		4	
2.5	3	↑	2	↓
3.5	4	↑	4	↑
5.5	6	↑	6	↑
5.2	5		5	
6.6	7	↑	7	↑
6.5	7	↑	6	↓
7.0	7		7	
7.5	8	↑	8	↑
平均 4.23	4.53		4.24	
真の値との差	+0.30		+0.01	

測定値の平均を比較すると，「JIS 丸め」は，測定値の平均（真の値）との差が通常の四捨五入よりも小さいことがわかる。「四捨五入」は端数がちょうど5のときに無条件で切り上げるため，丸めた数値が必然的に高くなり，それらの積算値（平均）も高い値にシフトするが，「JIS 丸め」はこの偏りを均すように設計されているため，真の値に近似となる場合がある。しかし，膨大な数値データを処理する場合などに使用される表計算ソフトにおいて，「JIS 丸め」は一般的に適用されていないこともあり，どちらを取り扱うかは実験の性質で見極める必要がある。

4 計算の解答の精度

精度が異なる複数の測定値などを使用して計算するとき，適切に丸めた数値で計算する必要がある。その場合の計算の原則について説明する。

(1) 加減算（足し算・引き算）

計算に使用する数値のうち，小数点以下の桁数が最も少ない桁数に解

を一致させる。

例1）　13.5 g　＋　12.2218 g　－　1.095 g

13.5 g（小数点以下1桁）→ 最も少ない桁数（解は小数点以下1桁とする）

12.2218 g（小数点以下4桁）→ 解の桁数＋1桁に丸める → 12.22 g（小数点以下2桁）

1.095 g（小数点以下3桁）→ 解の桁数＋1桁に丸める → 1.10 g（小数点以下2桁）

13.5 g ＋ 12.22 g － 1.10 g ＝ 24.62 g ＝ 24.6 g（小数点以下1桁）

コラム参照：加減算はなぜ解の桁数を小数点以下の桁数にするのか？

(2) 乗除算（掛け算・割り算）

計算に使用する数値のうち，有効数字の桁数が最も少ない桁数に解を一致させる。

例2）　80.2 m × 32.437 cm

80.2 m（有効数字3桁）→ 最も少ない桁数（解は有効数字3桁とする）

32.437 cm（有効数字5桁）→ 0.32437 m（単位の一致，有効数字5桁）→ 解の桁数＋1桁に丸める → 0.3244 m（有効数字4桁）

80.2 m × 0.3244 m ＝ 26.01688 m^2 ＝ 26.0 m^2（有効数字3桁）

コラム参照：乗除算はなぜ解の桁数を有効数字の桁数にするのか？

(3) 指数換算

計算の過程で桁数の膨大な数値を桁数の少ない数値に合わせて計算しなければならない場合があるが，このような場合は桁数の膨大な数値を指数（a×10^n）で表すことで桁数を少なくすることができる。基本的にaは1以上10未満で表記するのが通例である。

例3）　96485 mg ÷ 24.3 L

24.3 L（有効数字3桁）→ 最も少ない桁数（解は有効数字3桁とする）

96485 mg（有効数字5桁）→ 解の桁数＋1桁に丸める → 9.649×10^4 mg（有効数字4桁）

9.649×10^4 mg ÷ 24.3 L ＝ 0.3970781893×10^4 mg/L ＝ 3.97×10^3 mg/L（有効数字3桁）

加減算と乗除算のなぜ

確かな数字を○，不確かな数字を●とした場合，例えば，最小表示が0.1 gの電子天秤で秤量したときの秤量値は，最小表示の桁数が不確かな数字（曖昧な数字）となるので，○○○.●（小数点以下1桁）と表せる。同様に，最小表示が0.01 gの電子天秤で秤量したときの秤量値は，○.○●（小数点以下2桁）と表せる。

○○○.●（小数点以下1桁）と○.○●（小数点以下2桁）の和を右の筆算で計算していくと，○○○.●●と表せる。

このとき，小数点以下に不確かな数字が2つ並んでおり，小数点以下2桁目の不確かな数字は意味を持たない（不確かな数字は1桁で十分である）。したがって，加減算の場合，解は計算に使用する数値のうち，<u>小数点以下の桁数</u>が最も少ない桁数に一致させれば良い。

一方，○○○.●（有効数字4桁）と○.○●（有効数字3桁）の積を右の筆算で計算していくと，○○●.●●●と表せる。

このとき，不確かな数字が4つ並んでいる。不確かな数字の羅列は意味がなく，確かな数字の最後の桁に不確かな数字を付け加えたものが有効数字となる。

したがって，乗除算の場合，解は計算に使用する数値のうち，<u>有効数字の桁数</u>が最も少ない桁数に一致させれば良い。なお，途中計算で解の桁数＋1桁まで考慮するのは，誤差の伝播を最小限に抑えるためである。

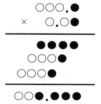

5 Exell による検量線の作成

ある食品中のある成分の含有量を測定する実験（定量実験）をする場合，検量線を作成する必要がある。検量線とは，「ものさし」のことであり，検量線の作成とは，「ものさし」を作ることである。長さを測る場合，我々は「ものさし」を使用して，ものの長さを測る。「ものさし」は一般的にはミリメートル単位で目盛りが書かれており，全国どこでも誰でも同じ基準で長さを測ることができる。食品中の定量したい成分がわかっている場合，その標準品を使用して，1-4（2）の方法等で検量線を作成する。ここでは，Microsoft Excel を利用した検量線の作成方法について紹介する。

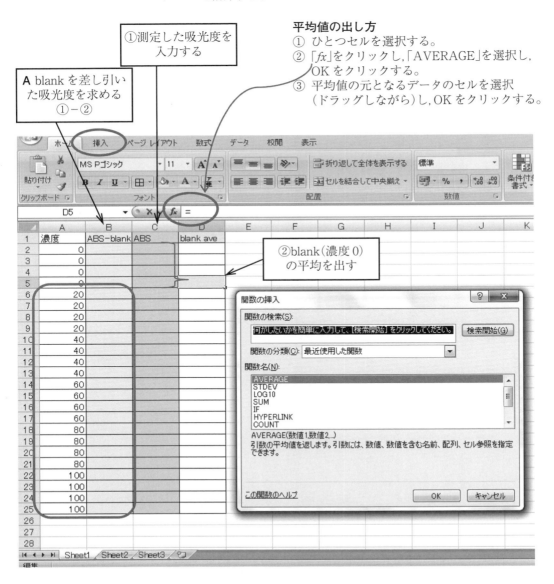

A の簡単な出し方

① この場合，B6（20μg/mL の 1 本目）から出すとき B6 のセルを選択，「fx」をクリックし「=B6-D$5」と入力し Enter をクリックする。
② B6 のセルを選択し，右下の角をクリックしながら一番下までドラッグする。

検量線のグラフ作成

① 濃度と ABS-blank ave のセルを選択する。
② ツールバーの「挿入」→グラフの「散布図」→グラフを選択
　→グラフツールのレイアウト→分析「近似曲線」→「その他の近似曲線オプション」
　→近似曲線のオプション」の「線形近似（L）」，「自動」，「切片」，「グラフに数式を表示する」，
　「グラフに R-2 乗値を表示する」にチェックをし，閉じる。

1-4　分析実験を始めるにあたって

　化学の分析実験を大きく分けると定性実験と定量実験である。定性実験とは「ある物の中にある物質が含まれているかいないか」を確認する実験であり，定量実験とは「ある物の中にある物質がどれだけ含まれているか」を検証する実験である。

　食品の理化学的な特徴を明らかにする上で，ある特定の物質（例えば，機能性成分や毒性成分など）が食品に含まれているかいないか，さらには，それら物質の含有量を明らかにすることは，食品の成分表示義務を遵守するためにも，食の安全・安心をピーアールするためにも極めて重要である。

(1) 定性分析

　定性分析は数量的にあまり細かく気を配る必要はないが，少量の試料についてある成分の有無やその性質を確実に判定しなければならない。操作は通常，試験管内で行い，その結果は呈色や，沈澱の生成によって判定する。

(2) 定量分析

　物質の量を測定するために物理的，化学的，生物学的方法が利用される。物質のもつ特性を活用して定量する方法を本実験書に掲載されてい

る中から分類すると次図のとおりである。

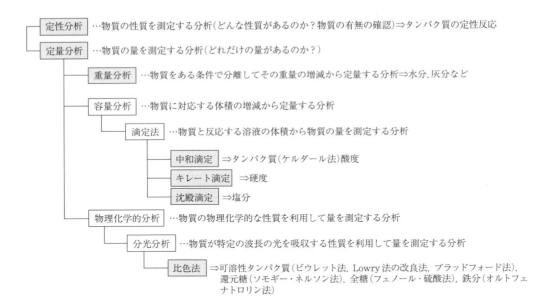

参考資料
1) 化学同人編集部編,「実験データを正しく扱うために」, 化学同人 (2012)
2) 上本道久,「分析化学における測定値の正しい取り扱い方」, 日刊工業新聞社 (2012)
3) 滝田聖親ほか,「新基礎食品学実験書」, 三共出版 (2009)

2章　食品の一般成分の分析

2-1　食品の一般分析とは

　食品の成分は水分，タンパク質，脂質，炭水化物，灰分（無機質），ビタミンに大別される。このうちビタミンを除く主成分を合計するとほぼ100％になりこの主成分を特に一般成分といい，この一般成分の定量を食品の一般分析と称する。

　一般成分の定量原理は単純であるので容易に思われるが，実際はいろいろな問題を含み困難である。その理由は食品の成分は単一であることはなくいろいろな化合物がきわめて複雑に組み合わさって含まれているからである。例えばタンパク質の定量は試料を濃硫酸で分解し，生成したアンモニアを捕集するのであるが，この際タンパク質以外の窒素化合物も当然分解されてアンモニアを生じるので，この分が加算された値となる。また脂質の定量は試料をエーテルで抽出し，エーテル可溶物を脂質とするが，抽出されるのは脂肪の他脂溶性ビタミン，コレステロールなどがあり定量値にはこれらが加算されている。このようなことは他の成分にも見られる。

　以上のような理由から食品分析においては，表示する場合「粗」という字をつけて粗タンパク質，粗脂肪，粗繊維，粗灰分というように称することがある。

　食品のすべての栄養素を分析することは個人のレベルでは不可能であるため，文部科学省では資源調査分科会という機関を設けて日常食品の栄養素を調べ，これを冊誌にまとめて公刊している。これが食品標準成分表で，昭和29年以来改訂が行われ，さらに最近の食生活の多様化につれて食品の種類内容が大きく変化してきたため七訂に改訂され，「日本食品標準成分表2015年版（七訂）」が使われている。この成分表は国民栄養調査を始め各種の栄養調査，集団給食の献立の栄養価計算などに使用されており，将来は栄養所要量の研究とあいまって日本の食糧生産の基盤としての数値を提供するものである。

　この表には前述の一般成分（水分，タンパク質，脂肪，炭水化物，灰

分）の他，無機質として，ナトリウム，カリウム，カルシウム，マグネシウム，リン，鉄，亜鉛，銅，マンガン，ヨウ素，セレン，クロム，モリブデンの13種，ビタミンとしてA（レチノール，α-カロテン，β-カロテン及びβ-クリプトキサンチン，β-カロテン当量，レチノール活性当量），D，E，K，B_1，B_2，ナイアシン，B_6，B_{12}，葉酸，パントテン酸，ビオチン，Cの13種，さらに脂肪酸（飽和，一価不飽和，多価不飽和），コレステロール，食物繊維（総量，水溶性，不溶性），食塩相当量についていずれも可食部100g当りに含まれている量が表示されている。その表示単位は一般成分および脂肪酸，食物繊維，食塩相当量についてはg単位で，無機質およびビタミンE，ビタミンB_1，ビタミンB_2，ナイアシン，ビタミンB_6，パントテン酸，ビタミンC，コレステロールはmg単位で，ビタミンA，ビタミンD，ビタミンK，ビタミンB_{12}，葉酸はμg単位で表示されている。

2-2　試料の採取・均一化・保存

(1) 試　料

品質，産地，気候，熟期，貯蔵期間および条件，採取月日，採取時の天候気温などにより成分が異なるから試料の経歴を明記する。

(2) 採　取（サンプリング）

できるだけ多くの部分からあるいは多くの固体から少量ずつ取ってよく混合し，円錐四分法または交互シャベル法を適用して必要量を採取する。円錐四分法とは，試料をまず図2-1の1のように円錐形に山積みし，それを2のように上部を平らにし，これを3のようにa，b，c，dの4つに分ける。ついで向かい合ったbとdの部分を取ってよく混合し，2～3回この方法を繰り返して試料の量を小さくする方法である。交互シャベル法とは，大さじなどを用いて，試料を順々にすくい取り，一定回数毎の分を集めてよく混合し，再び一定回数毎の分を集めてよく混合する。この操作を繰り返して試料の量を小さくしていく方法である。

このようにして1回に用いる適当な約100～300gの試料を分取し，さらに全量の均質化を行う。

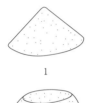

1

2

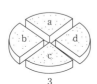

3
四分する

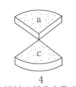

4
相対2部分を取る

図2-1　円錐四分法
（試料が多い場合は上記の操作を繰り返す）

(3) 均一化

試料の一部分を測定してその値が全試料の平均値となるためには試料が均一化していることが必須条件である。均一化の方法は試料により異なるので，その例について次に述べる。

① 酒類，食酢，しょうゆ，植物油：よく混合する。場合によってはロ過し，そのロ液について分析に供する。
② マヨネーズ，ソース類，果汁，牛乳，練乳：ミキサーまたはホモジナイザーなどで充分に撹拌する。
③ 野菜類および果実類：あらかじめ水洗いし，乾いた布で水分を拭き取り秤量後，水切して風乾または60℃の電気定温乾燥機中で乾燥して，再び秤量してこの予備乾燥時の水分量を求め，粉砕して篩を通して粒子をそろえる。
④ 魚類：水洗して乾いた布で水分を拭き取り不可食部の除去を行い，可食部・不可食部を秤量し，原品に対する割合を算出し，可食部について肉ひき器で細片にする。
⑤ 肉類：骨，皮の不可食部の除去を行い，以下④と同様の処理を行う。
⑥ 穀粉，豆粉，デンプン，魚粉，乳粉：よく混合する。
⑦ 穀類，豆類：試料中のゴミ，土砂その他の不純物を除去し，粉砕機にかけて粉末とし，篩を通して粒子をそろえる。

これらの処理の段階で，水分の散失または吸収および鉄分の混入に留意することが大切である。

(4) 保　　存

直ちに分析することを原則とする。また，腐敗しやすいものは分析に支障のない範囲で防腐剤や防黴剤を加え，添加した量を明記しておく。酸化されやすいものは褐色ビンに入れ密封して冷暗所に保存する。

2-3　水　　分

水分の定量法は次の方法があるが，食品においては①，②，③が標準的方法として用いられ，④，⑤は補助的あるいは簡便法として用いられる。

① 乾燥法
　　常圧加熱乾燥法 ― 高温加熱乾燥法
　　　　　　　　　　赤外線水分計による方法
　　減圧加熱乾燥法 ― 秤量ビンを用いる方法
　　　　　　　　　　ポリエチレンフィルムを用いる方法
② 蒸留法
③ 化学的測定法……カールフィッシャー法

表 2-1　水分定量法適用条件

食品名	試料の前処理および採取量 (g)	定量方法	
穀類(粒), 乾めん類	ローラー・ミル粗砕　　5	常圧 135℃, 3 時間	
穀粉, デンプン	そのまま　　2	常圧 135℃, 1 時間	
めし, 生めん, ゆでめん	ポリ袋中混練り　　3	常圧 135℃, 2 時間	アルミ箔法[*1]
砂糖類	10	常圧 105℃, 3 時間	
蜂蜜, 糖蜜, 液糖	2	減圧 90℃, 3 時間	フィルム法[*2]
油脂類	3	常圧 105℃, 1 時間	ケイ砂法[*3]
大豆(粒)	ローラー・ミル粗砕　　5	常圧 130℃, 3 時間	
小豆, いんげんなどの豆類(粒)	同上	常圧 135℃, 3 時間	
ゆであずき, その他の煮豆	ポリ袋中混練り　　3	減圧 100℃, 恒量	フィルム法[*2]
こし生あん	同上　　3	常圧 100℃, 恒量	アルミ箔法[*1]
きな粉, 脱脂大豆	3	常圧 130度, 1 時間	
豆腐類*	30 秒水切り, ホモジナイズ　　5	常圧 100℃, 恒量	油揚げ, 凍どうふを除く。
納豆類	チョッパー混和　　3		フィルム法(ケイソウ土)[*4]
油揚げ	細切混和　　3	常圧 100℃, 恒量	フィルム袋をアルミ箔筒に入れ乾燥[*2]
みそ類	混和均一化　　3	減圧 70℃, 5 時間	フィルム法[*2]
卵類(生, 液状)	混和均一化　　2	減圧 100℃, 恒量	フィルム法(ケイソウ土)[*4]
乾燥卵	1	カールフィッシャー法	
液状乳およびクリーム	3	常圧 100℃, 3 時間	
発酵乳, 乳酸菌飲料	混和均一化　　5	減圧 100℃, 恒量	フィルム法(ケイソウ土)[*4]
アイスクリーム類	室温で軟化		
シャーベット	混和後　　3	常圧 100℃, 3 時間	
粉乳, カゼイン	3	常圧 100℃, 恒量	
チーズ類	チョッパー混和　　3	常圧 105℃, 恒量	ケイ砂法[*3]
いも類(生)	すりおろし混和　　5	常圧 100℃, 恒量	フィルム法(ケイソウ土)[*4]
蒸し切干	細切混和　　10	常圧 105℃, 3 時間	
乾燥マッシュポテト	3		
せんべい類	ポリ袋ごと乳鉢粉砕　　5	常圧 135℃, 3 時間	
生, 半生菓子	ポリ袋中, 混練り　　2	常圧 105℃, 恒量	フィルム法[*2]
洋菓子類	ポリ袋中, 混練り　　2	減圧 70℃, 恒量	フィルム法[*2]
種実類	ローラー・ミル粉砕　　3	常圧 130℃, 1 時間	
くりおよびぎんなん(生)	すりおろし混和　　5	常圧 130℃, 2 時間	アルミ箔法[*1]
魚介類	チョッパー混和　　8	常圧 105℃, 5 時間	ケイ砂法[*3]
獣鳥鯨肉類	チョッパー混和　　8	常圧 135℃, 2 時間	
野菜類　菜茎類	細切混和　　200		
果菜類	すりおろし　　200	常圧 60℃, 4~5 時間	
根菜類	すりおろし　　200		
果実類	すりおろし, レモン搾りホモジナイザー　　10	減圧 70℃, 恒量	フィルム法(ケイソウ土)[*4]
きのこ, 藻類	細切混和　　10	常圧 105℃, 恒量	
甘酒	ホモジナイザー　　3	常圧 110℃, 3~5 時間	
酒類	ポリ袋中, 混練り　　3		
茶類	ローラー・ミル粉砕　　5		
コーヒー豆	5	常圧 110℃, 3~5 時間	
ココア	3		
アルコール飲料	(計算による)		
しょうゆ, ソース類	3	減圧 70℃, 恒量	フィルム法(ケイソウ土)[*4]
食酢	5	常圧 105℃, 恒量	酢酸量を差し引く。
香辛料類	20	トルエン蒸留式	
	2	カールフィッシャー法	

注：乾燥条件の記述のない食品は，アルミニウム製秤量容器を用いる。
[*1] アルミニウム箔を折って袋を作成し，試料を採取，秤量後，袋の外側から圧延後，袋を開いて乾燥する。
[*2] ハイゼックスと同等の硬質ポリエチレンフィルム製袋（約 15×7~8 cm）試料を採取，秤量後袋の外側から圧延後，袋の口を開き乾燥する。
[*3] 60~80 メッシュの精製ケイ砂 20~30 g を大型アルミニウム製秤量皿に入れ恒量，試料，採取，混和し乾燥。
[*4] ケイソウ土（ロ過助剤用を精製）3 g を袋に取って恒量とし，試料を採取，秤量，袋をもんで混和後，乾燥する。

（『改訂食品分析ハンドブック』，建帛社）

④ 電気的測定法
⑤ 物理的測定法

常圧加熱乾燥法

　試料を一定の温度で一定の時間乾燥し，そのときの重量の減少量を水分とみなすという方法である。普通105～110℃で測定するが，125, 130, 135℃などの場合もある。これには次の三つの事柄が仮定されている。すなわち，この温度の範囲では

① 水以外に揮発成分を含んでいない。
② 加熱中に試料成分の化学変化はない。
③ 加熱により試料中に含まれる水はすべて揮発する。

という条件が成り立つということが基本になっている。しかし実際には他の揮発成分も含んでいるし，もし油脂を含んでいれば一部酸化することによって増量するとも考えられ，さらに室内の相対湿度の関係で水は完全に揮発しない。

　したがって本法は定められた条件下で得られた値を水分とみなしているにすぎない。つまり，水分といっても絶対的な水の量を表してはいないのである。

準備するもの

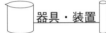

① 電気定温乾燥機
② アルミニウム製秤量皿（アルミ皿）　直径50～80 mm，深さ20～25 mm，アルミニウム板の厚さ0.2～0.3 mmでふたを備えたもの。
③ デシケーター

プロトコール

A. アルミ皿の恒量測定

① アルミ皿を電子天秤で秤量後，105～110℃に調整してある電気定温乾燥機にふたをずらして入れ1～2時間乾燥する。
② 乾燥後アルミ皿のふたをして，デシケーターに移し，30分間放冷する。アルミ皿の取り扱いはルツボバサミで行う。
③ 天秤でアルミ皿を精秤する。精秤の際は必ずふたをする。
④ ①項と同様に再び乾燥機に入れ，1～2時間乾燥する。
⑤ 乾燥後アルミ皿のふたをしてデシケーターに入れて30分間放冷

する。
⑥ 天秤で精秤する。
⑦ 前後の秤量値の差が 0.3 mg 以下になるまで乾燥 - 放冷 - 秤量と④〜⑥項の操作を繰り返す。最後の秤量値 W_1 g を恒量とする。

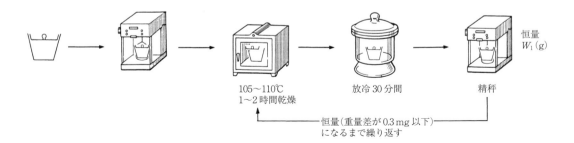

B. 試料中の水分の測定

① 電子天秤を用いて試料約 2 g を A. で恒量を求めたアルミ皿に秤取する。
② 天秤を用いて精秤し、その重量を W_2 g とする。
〔試料秤取量 $S = W_2 - W_1$〕
③ 105〜110℃ に調節した乾燥機に入れて 1〜3 時間乾燥する。アルミ皿のふたはずらしておく。
④ 乾燥後アルミ皿のふたを密閉して、デシケーターに移し、30 分間放冷する。
⑤ 天秤で精秤する。
⑥ ③項と同様に再び乾燥器に入れ 1〜3 時間乾燥する。
⑦ 乾燥後④項と同様にしてデシケーターに入れて 30 分間放冷する。
⑧ 天秤で精秤する。
⑨ 前後の秤量値の差が 0.3 mg 以下になるまで乾燥 - 放冷 - 秤量と⑥〜⑧項の操作を繰り返す。最後の秤量値 W_3 g を恒量とする。油脂の多い試料では乾燥によって最初重量が減少するが、途中で油脂の酸化で重量が増加してくる。この場合は重量増加に転ずる最低値を恒量とする。

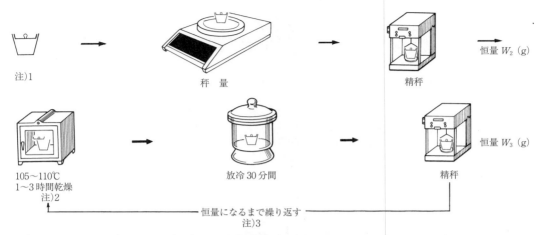

注1) 飯，ゆでめんなど水分の比較的多いものは予備乾燥後粉砕したものを試料として用いる。その計算式は

$$水分（\%）= 100 - \frac{(100-A) \times (100-B)}{100}$$

A：予備乾燥の際の減量％　　B：上記実験で得られた水分％

注2) 水あめ，練乳などの水分と糖質が多いものは，試料とともに海砂10～20ｇと小ガラス棒（ふたができる長さのもの）を秤量し，乾燥機に入れる前に湯煎上で撹拌しながら水分をとばしていく。

注3) ピーナツバター，バターなどの油脂の多いものは酸化されやすいので，100℃で乾燥する。

結果算出法

試料中の水分は次式によって算出する。

$$水分（\%）= \frac{水分重量}{試料秤取量} \times 100 = \frac{W_2 - W_3}{S} \times 100$$

W_1：アルミ皿の恒量（g）　W_2：乾燥前の重量（g）
W_3：乾燥後の恒量（g）　S：試料秤取量（g）（$S = W_2 - W_1$）

2-4　タンパク質

　タンパク質が糖質や脂質と異なる点は，炭素，水素，酸素の各元素の他に必ず窒素を含むことである。この他一部のタンパク質には，硫黄，リン，その他微量の金属が含まれている。これら主要構成元素の割合はどのタンパク質でもほぼ一定しており，炭素は約52％，水素は約7％，酸素は約23％，窒素は約16％，硫黄は約2％である。

　この中で16％前後を占める窒素は脂質や糖質には含まれないタンパク質特有の構成元素であり，しかもその含有率は，タンパク質の種類が異なってもほぼ一定しているので，食品中のタンパク質を定量する場合，窒素量を定量し，その値に100／16，すなわち6.25を乗じてタンパク質量を求める。この6.25を窒素‐タンパク質換算係数という。ただし，食品は豆腐あるいは調製タンパクなど一部を除いてタンパク質以外

表 2-2 窒素-タンパク質換算係数

食 品 名	換算係数
小麦（中間質，硬質，軟質）全粒粉（歩どまり 100～94%）	5.83
小麦（中間質，硬質，軟質）中間歩どまりおよび低歩どまりの粉（歩どまり 93～80% あるいは 80% 以下）	5.70
コ メ	5.95
大麦，らい麦，えんばく	5.83
そ ば	6.31
うどん，マカロニ，スパゲティ	5.70
らっかせい	5.46
大豆，大豆製品	5.71
くり，くるみ，ごま，その他の堅果	5.30
アーモンド	5.18
ブラジルナッツ	5.46
かぼちゃ種，すいか種，ひまわり種	5.40
乳，乳製品，マーガリン	6.38

日本食品標準成分表 2015 年版（七訂）

の含窒素化合物である核酸関連物質，遊離アミノ酸，クレアチンなどを含んでおり，これらもタンパク質として定量されてしまう。このことから窒素量に 6.25 を乗じて得られたタンパク質の値を粗タンパク質ともいう。

しかし近年になって窒素-タンパク質換算係数は単なる平均値 6.25 によらずに，各食品中の主要なタンパク質の窒素含量を基礎にして，個別に定めるべきであると考えられるようになった。その結果，コメではオリゼニンをもとにして 5.95，小麦粉はグリジンおよびグリテリンをもとにして 5.70 など，表 2-2 に示す食品毎の換算係数が提案された。国内でも国際的にも，食品成分表は現在この係数を採用している。しかし表 2-2 にみられるように，この係数はまだ限られた食品にしかなく，表中にない食品については 6.25 の平均係数を用いている。

窒素の化学的定量法は，大きく二つに分けられる。その一つはデュマ法でこれは最も正確であるが，技術的に複雑であることと，本質的に微量定量に適していることから，食品分析には適当といえない。そのため食品中の窒素はもっぱらもう一つのケルダール法によって定量される。この方法は，古く 1833 年にケルダールによって提案され，その後無数の改良と変法が加えられたが，総称してケルダール法と呼ばれている。

ケルダール法

一定量の試料に分解促進剤と濃硫酸を加えて加熱分解し，試料中の窒素化合物を硫酸アンモニウムの形で濃硫酸に捕集させてアルカリ性にし，水蒸気蒸留でアンモニアを一定量の硫酸溶液に吸収させ，既知濃度の水酸化ナトリウム溶液で滴定して窒素を求める。ここで求めた窒素量はすべて試料中のタンパク質に由来するものと仮定し，試料タンパク質に相応する窒素-タンパク質換算係数を乗じてタンパク質量を求める。

① 試料の分解

$$試料 + H_2SO_4 \xrightarrow{分解} (NH_4)_2SO_4 + SO_2 \uparrow + CO_2 \uparrow + CO \uparrow + H_2O$$

② NH_3 の遊離

この分解液の一定量に，過剰の濃アルカリを加えて水蒸気蒸留するとアンモニア NH_3 が遊離する。

$$(NH_4)_2SO_4 + 2NaOH \longrightarrow 2NH_3 + Na_2SO_4 + 2H_2O$$

③ NH_3 の捕集

この遊離したアンモニアを過剰の規定硫酸溶液に吸収させると，アンモニアは硫酸と反応して硫酸アンモニウムになる。

$$2NH_3 + H_2SO_4 \longrightarrow (NH_4)_2SO_4$$

④ 中和滴定

次に残った硫酸溶液を既知濃度の水酸化ナトリウムで滴定する。

$$H_2SO_4（③の残余）+ 2NaOH（既知濃度）\longrightarrow Na_2SO_4 + 2H_2O$$

この水酸化ナトリウム消費量からアンモニア量を換算し，これより窒素量を算出する。

準備するもの

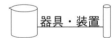

① ケルダール分解ビン　　100〜200 mL 容のもの（図 2-2）。
② 秤量ボート
③ 分解装置　　ドラフト内に装置する。
④ 蒸留装置　　パルナス型蒸留装置

図 2-2 ケルダール分解ビン

試　薬

① 濃硫酸（H_2SO_4）：一級でよい。
② 分解促進剤：多くの促進剤があり，その優劣も詳しく論じられているが，ここでは 4 量の硫酸カリウム（K_2SO_4）を乳鉢中で磨砕したものに，1 量の同じく磨砕した硫酸銅（$CuSO_4・5H_2O$）を加えて混合したものを使用する。
③ 0.01N 硫酸（H_2SO_4）溶液：あらかじめ濃硫酸から 1N 硫酸溶液を作り，これを 100 倍に希釈する。1N 硫酸溶液は濃硫酸 28 mL を純

水1Lによく撹拌しながら加える。

④ 0.01N水酸化ナトリウム（NaOH）溶液：あらかじめ1N水酸化ナトリウム溶液を作り，これを100倍に希釈し，規定度係数を求めておく。

⑤ メチルレッド指示薬：メチルレッド0.20 gを95％アルコール90 mLに溶解して，水で100 mLに定容する。

⑥ 30％水酸化ナトリウム（NaOH）溶液：水酸化ナトリウム（NaOH）150 gに純水350 mLを加える。発熱するので要注意。

⑦ 混合指示薬：メチルレッド0.2 g，メチレンブルー0.1 gをエチルアルコール（C_2H_5OH）300 mLに溶解し口過する。本液はpH5.2以下においては赤紫色，5.4においては無色，5.6以上では緑色となる。

⑧ 沸騰石：素焼板（植木鉢）を割って2〜4 mm程度の小片とし，これを500℃以上の電気炉で強熱しておいたもの。あるいは一方を密封した毛細管や亜鉛粒の小片を用いる。

プロトコール

A. 本試験溶液の調製（試料の分解）

① 固体試料のときは，精秤してある薬包紙を用いて試料を精秤して包んで分解ビンに入れる。液体試料のときは秤量ボートを用いて秤取するか，ピペットで採取する。試料の秤取量は食品成分表にある食品では表から逆算して適量を求める。

② 分解促進剤5 gを薬包紙に包んで①の分解ビンに加える。

③ 濃硫酸20 mLを②の分解ビンに静かに注加し，内容物をよく混合する。有機物を完全に分解するのに必要な硫酸は，糖質，タンパク質1 g当り約5.4 mL（10 g），脂質1 g当り10.4 mLといわれている。

④ 分解ビンをケルダール分解装置にのせて加熱し（最初は弱火で加熱する），発生するガス（有毒）を接続した水流ポンプで吸引排気する。

⑤ 分解の進行に伴い液色は黒色→黒褐色→茶褐色→緑褐色→青緑色→青色透明になる。分解液が青色になってからさらに1時間加熱し分解を終了する。この間分解ビンの内壁に未分解の黒色物質が付着している場合は，注意して分解ビンを振り，硫酸中に洗い落とすようにする。

⑥ 室温近くまで放冷し，約30 mLの純水で分解ビンの内壁を洗いながら中の硫酸を希釈する。（発熱するので充分撹拌しながら純水

少量ずつ加える）。
⑦ 充分に水冷した後，分解ビンの内容物をロートを用いて250 mLのメスフラスコに静かに移す。分解ビンは純水を用いて内部を3〜4回（各回約20 mL）洗いメスフラスコに定量的に移し，純水で定容後よく振とうし，これを試料溶液とする。

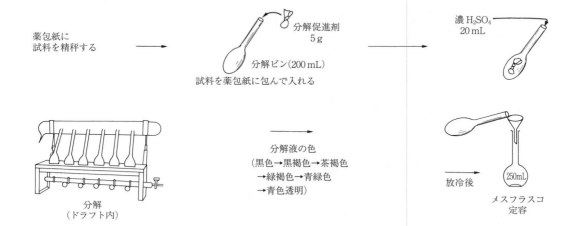

B. 空試験溶液の調製

分解ビンに試料を加えず（本試験において薬包紙を用いたら同様に薬包紙に包んで入れる）他はまったく本試験と同様に操作して調製する。

C. 蒸　留

(a) 水蒸気発生用フラスコ，(b) 蒸留部，(c) 冷却器，(d) 廃液の受器，(e) ロート，(f) 三角フラスコ

1) 準　備
   ① 水蒸気発生用フラスコ (a) に水（2/3程度），濃硫酸数滴，メチルレッド指示薬数滴，沸騰石数片を入れる。
   ② ピンチコックaを開き，b, c, d, eは閉じる。
   ③ バーナーに点火し，(a) より水蒸気を発生させる。
   ④ 冷却器 (c) に冷却水を通す。
   ⑤ 100 mL容三角フラスコ (f) に0.01N硫酸溶液10 mLをホールピペットで採取し，混合指示薬2〜3滴を加える。

2) 蒸　留
   ① ピンチコックcを開く。
   ② 冷却器 (c) の下端に上記⑤の三角フラスコ (f) を下端が液に充分漬るように取りつける。
   ③ ロート (e) から試料溶液10 mLをホールピペットで入れる。

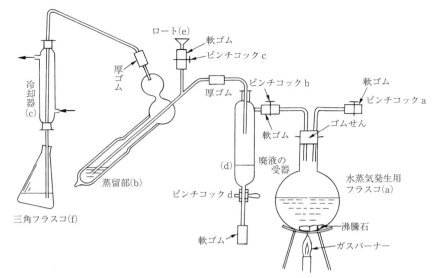

図 2-3 パルナス型蒸留装置

④ ロート (e) を少量の純水で洗浄する。
⑤ ロート (e) から 30% 水酸化ナトリウム溶液 10 mL をメスシリンダーで入れる。
⑥ ロート (e) を少量の純水で洗浄する。
⑦ ピンチコック c を閉じる。
⑧ ピンチコック b を開き,ピンチコック a を閉じ蒸留を開始する。
⑨ 三角フラスコ (f) の留出液が約 40 mL になるまで蒸留する。
⑩ 三角フラスコ (f) の液面から冷却器の下端をはなす。
⑪ 2〜3 分間蒸留を続ける。
⑫ 冷却器 (c) の下端を純水で洗浄する。
⑬ 三角フラスコ (f) を取りはずす。

3) 逆流洗浄および次の蒸留用意
① 冷却器 (c) の下端に約 50 mL の純水を入れた三角フラスコを取りつける。
② ピンチコック a を開き,b を閉じる。
③ 三角フラスコ中の純水は蒸留部 (b) を通り廃液の受器 (d) に達する。
④ 廃液の受器 (d) 中の廃液はピンチコック c,d を開いて取り去る。

D. 滴　　定

蒸留の終わった空試験,本試験を 0.01N 水酸化ナトリウム標準溶液で

滴定する。混合指示薬の赤紫色が灰色になった点を終点とする。終点をすぎると緑色になる。

結果算出法

試料中の窒素量は次式によって算出する。

$$窒素（\%）= 0.14 \times (T_0 - T_1) \times F \times \frac{250}{10.00} \times \frac{100}{S} \times \frac{1}{1,000}$$

T_0：空試験に対する 0.01N 水酸化ナトリウム標準溶液の滴定値（mL）

T_1：本試験に対する 0.01N 水酸化ナトリウム標準溶液の滴定値（mL）

F：0.01N 水酸化ナトリウム標準溶液の規定度係数

S：試料秤取量（g）

0.14：0.01N 水酸化ナトリウム溶液 1 mL に相当するアンモニアに含まれる窒素量（mg）

これからタンパク質量を求めるには，この値に窒素－タンパク質換算係数を乗ずる。

$$粗タンパク質(\%)＝窒素量(\%) \times 窒素－タンパク質換算係数$$

2-5 脂　　質

　食品中の脂質は，それがエーテル，石油エーテルなどの有機溶媒に溶解する性質を利用して定量する。一般にソックスレー脂質抽出器を用い，エーテルで抽出後，エーテルを除去し，その重量を測定する。したがって一種の重量分析である。

　これらの有機溶媒は，中性脂肪（トリグリセリドまたは油脂）以外に遊離脂肪酸，レシチン，コレステロール，ロウ，色素なども溶解するのでこの方法で抽出したものを粗脂肪ともいう。

　穀類，種実類，豆類などの一般に粉末となる植物性食品についてはソックスレー脂質抽出器による一般法で定量するが，液体試料の場合はレーゼ・ゴッドリーブ法がよく利用される。牛乳および乳製品の脂質定量にはバブコック法，ゲルベル法などの各種の迅速法が利用されている。

（ⅰ）ソックスレー脂質抽出法

　試料をあらかじめ 95℃ で 2～3 時間乾燥後，エーテルを抽出溶媒とし，ソックスレー脂質抽出器を用いて 8～16 時間，食品から脂質を連続抽出したのち，抽出液からエーテルを留去し，さらに 95～100℃ で乾燥

して得られた残留部を脂質とする。

準備するもの

器具・装置

図2-4 ソックスレー抽出器

① ソックスレー脂質抽出器　図2-4のようにイ（冷却器），ロ（抽出管），ハ（受器）の3部からなり，この3部分はそれぞれすり合わせで連結するようになっている。抽出管ロの部分に試料を円筒ロ紙に入れその口に軽く脱脂綿をつめたものを入れる。受器ハの部分にエーテルを入れる。このエーテルはハを電気湯煎中で加温すると蒸発し，抽出管ロの側管bよりイに達する。エーテルはここで液化され，抽出管内にたまる。エーテルがサイフォンaの上端に達すると再びハの部分に戻ってくる。これを繰り返すことによって試料中の脂質は抽出される。

② 電気湯せん　エーテルは非常に引火性が高いので，熱源は電気とする。

③ 電気定温乾燥機

④ デシケーター

⑤ 円筒ロ紙　ADVANTECロ紙 No.84。大きさは抽出管の直径よりも4mm位小さめで，その長さも抽出管のサイフォンの最上部より2～3mm短めのものがよい。

プロトコール

A. 受器の恒量測定

洗浄した受器を水分定量時のアルミ皿の恒量を求める要領にしたがって，乾燥－放冷－秤量を繰り返して恒量 W_0 g を求める。

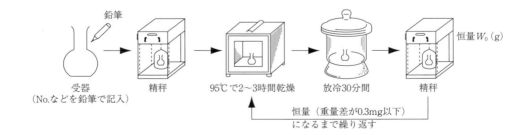

B. 試料の秤取・乾燥

① 電子天秤を用いて粉末にした試料5gを薬包紙上にのせて秤取し，ついで精秤する。この秤量値を W_1 g とする。次にこれを円筒ロ紙

に入れ，薬包紙のみを精秤する。この秤量値を W_2 g とする。円筒ロ紙に秤取した試料の量 Sg は $(W_1 - W_2)$ g である。試料の量は円筒ロ紙の容積 2/3 以下とする。

② 試料の散出を防ぐため試料の入った円筒ロ紙の上部に軽く脱脂綿をつめる。
③ ②項の円筒ロ紙をビーカーに入れて乾燥機（90～100℃）で 2～3 時間乾燥し，大部分の水分を除去した後，デシケーターに入れて放冷する。

　水分定量後の試料を用いる場合は，③項の操作は省略することができる。連続的に集中して分析実験が行える場合には，能率などから考えてこの方が望ましい。その際，水分定量用の試料秤取は 3 g 前後とする。

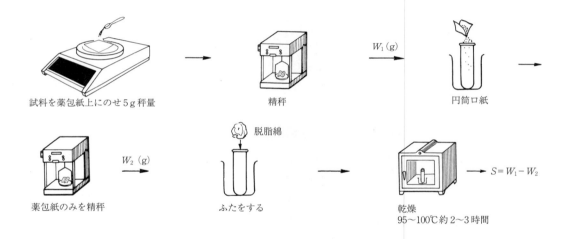

C. 脂質の抽出

① 電気湯煎の温度をあらかじめ 60～70℃ に調節しておく（冬季ならば水温が低いから早目に調節するとよい）。
② 円筒ロ紙を抽出管に入れる。なお，円筒ロ紙がサイフォン最上部より 2～3 mm 下部にあることが望ましいので，長い場合には切りつめる必要がある。
③ 恒量を求めてある受器にエーテルを半分位（2/3 以下）入れる。
④ 冷却器（あらかじめゴム管を接続して冷却水を通せるようにしておく），抽出管，受器を図 2-4 に示すように連結して湯煎中に固定し，直ちに冷却水を通す。8～16 時間継続加温し，脂質を完全に抽出する。冷却器の外側に水滴がつき，抽出管部に入るおそれがあるので冷却器の下部をガーゼで包みこのガーゼに吸い取らせて水滴が入る

のを防ぐ。

⑤ 抽出の間，冷却器で冷却されたエーテルが冷却器下端から毎分約80滴滴下するように湯煎の温度を調節する。またエーテルが蒸発して量が減り，サイフォンによって受器に戻らない場合には，冷却器上端の口に脚の長いロートを用いてエーテルを注加する。この場合冷却器を抽出管から取りはずさないようにする。

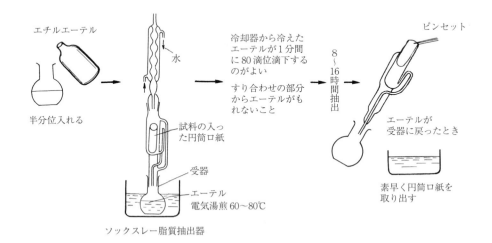

D. 抽出後の受器の恒量測定

① 抽出終了後，抽出管を冷却器から注意して取りはずし（受器はそのまま），中の円筒ロ紙をピンセットで抜き出してビーカーに入れ，再び直ちに抽出管を冷却器に連結して加温を続け，抽出管のサイフォンの上部近くまでエーテルがたまったら抽出管を取り出しエーテルを回収する。

② 受器の中のエーテルが全部抽出管に移ったら受器を取りはずして湯煎上に置き，完全にエーテルを蒸発させる（抽出管内に残ったエーテルは回収する）。この際，抽出管を少し傾ければ，サイフォンにより抽出管の下部からエーテルが出てくる。

③ 受器の外側をきれいなガーゼで完全に拭き取ってから，乾燥機（95～100℃に調節）に入れ，1時間乾燥する。

④ 乾燥後，デシケーターに入れて30分間放冷する。

⑤ 受器を天秤で精秤する。

⑥ 再び乾燥機に入れて30分間乾燥する。

⑦ 乾燥後，デシケーターで30分間放冷する。

⑧ 受器を天秤で精秤する。

⑨ 恒量に達するまで⑥～⑧項の操作を繰り返す。最後の秤量値 W_3 g

を恒量とする。もし恒量に達する前に，減少しつつあった重量が再び増加するときは，その間の最小秤量値を恒量とする。脂肪はきわめて酸化されやすいので恒量を求めるときは，短時間で乾燥，放冷，秤量を行うようにする。

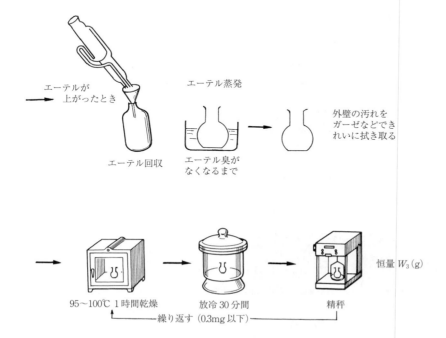

結果算出法

試料中の脂質は次式によって算出する。

$$脂質（\%）= 抽出物重量 \times \frac{100}{試料秤取量} = (W_3 - W_0) \times \frac{100}{S}$$

W_0：受器の恒量（g）
W_3：脂質抽出後の受器の恒量（g）
S：試料秤取量（g）（$S = W_1 - W_2$）

（ⅱ） クロロホルム・メタノール混液抽出法

極性のメタノールと無極性のクロロホルム混液の溶媒系は，多水分試料に適用すると，試料中の水と3成分溶媒系を形成し，これは試料組織中の結合脂質を遊離させると同時に，リン脂質などの極性脂質との親和性が増大し全脂質の効果的な抽出を可能にする。

準備するもの

器具・装置

① 200 mL 容共栓付き三角フラスコ
② 還流冷却器
③ 恒温槽
④ 遠心分離機
⑤ 50 mL 容共栓付き遠沈管
⑥ インキュベーター
⑦ デシケーター
⑧ ナス型フラスコ

試薬の調製

① クロロホルム・メタノール混液（2：1）
　いずれも特級試薬を用いる。
② 無水硫酸ナトリウム

プロトコール

① 50〜600 mg の脂質を含む試料を一定量採取し（S）g，200 mL の共栓付き三角フラスコに入れる。
② クロロホルム・メタノール混液 60 mL を加え，環流冷却器を接続した後，65℃位の水槽中で加温して沸騰させ，1 時間，ときどき穏やかに振り混ぜながら抽出を行う。
③ 終了後，50 mL 容共栓付き遠沈管に口過し，無水硫酸ナトリウムを適量加え，1 分間振り混ぜる。
④ 3,000 r.p.m. で 5 分間遠心分離する。
⑤ クロロホルム・メタノール混液を恒量（W_1g）を求めた 30 mL 容ナス型フラスコに移し，溶媒を減圧留去した後，100〜105℃のインキュベーターで 30 分間乾燥する。
⑥ デシケーター中で 45 分間放冷し，ナス型フラスコを秤量（W_2g）する。

2-5 脂 質

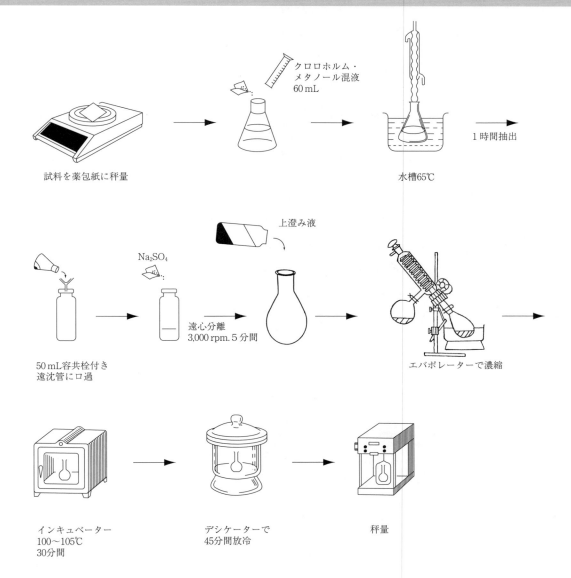

結果算出法

試料中の脂質は次式によって算出する。

$$脂質（\%）= \frac{(W_2 - W_1)}{S} \times 100$$

W_1：フラスコの恒量（g）
W_2：粗脂肪の入ったフラスコの恒量（g）
S　：試料秤取量（g）

2-6 灰　　分

　食品の一般成分の一つである灰分は，食品をほぼ一定の温度で灼熱灰化し，それ以上重量が減じなくなったとき（恒量に達したとき）の灰の重量を測定することにより求めている。このため無機質の量とみなされているが，実際には真の無機質総量と灰分とは必ずしも一致しない。

　ほとんどの場合は食品では，無機質の一つである塩素の一部が灰化によって失われる。また，多くの食品の灰中には，有機質に由来する炭素が炭酸塩となって多量に含まれている。したがって粗灰分と考えられる。灰化の程度は試料の性質および灰化の温度や時間によっても左右される。通常，灰化の温度を500～600℃と規定している。このため灰分の定量値には，その灰化条件を付記しておく方が望ましい。

直接灰化法

　この方法で得られる灰分含量とは，試料を550～600℃で灰化した後得られる残存量を重量百分率（％）で表したものである。

準備するもの

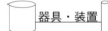

① 電気炉
② ルツボ　25 mL 容のふた付き磁製のもの。

プロトコール

A. ルツボの恒量測定

① ルツボをふたとともに洗浄し，電気乾燥機に入れて乾燥する。
② 放冷後ふたとともに（以下すべて同じ）上皿天秤でおおよその重量を測定する。
③ 電気炉をあらかじめ550～600℃に炉内の温度を調節し，その中にルツボを入れてふたをずらし2時間灼熱する。
④ 灼熱後，100℃位に炉内の温度が下がったらデシケーターに移し30分間放冷する。
⑤ 天秤で精秤する。
⑥ 前後の秤量値の差が0.3 mg以下に達するまで③～⑤項の操作を繰り返し，最後の秤量値 W_1 g を恒量とする。

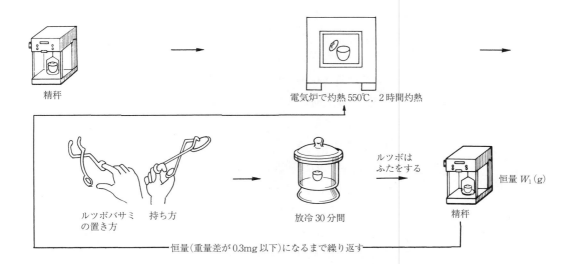

B. 前処理

　野菜，果実，多くの動物性食品のように水分含量の高いものは，乾燥機内で予備乾燥を行う。液体試料は湯浴上で蒸発乾固する。砂糖や砂糖菓子の類，精製デンプン，卵白，魚肉の一部などでは灰化に際して著しく膨れ上がるので下焼き（内容物があふれ出ないように充分注意して，バーナーの弱火で熱し，徐々に温度を上げて炭化する）を要する。油脂類，バターなどはあらかじめ油を燃やしておく。この他のものは一般にこの前処理を行う必要はない。

C. 試料の秤取

　電子天秤を用いて試料（S）2～5 g をルツボに秤取し，さらに精秤して W_2 g を求める。

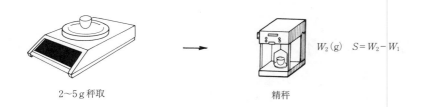

D. 灰化・灰化後の恒量測定

① 最初ふたをしないで 150～200℃ で煙が出なくなるまで焼き，次に 300～400℃ 温度を上げまったく煙が出なくなったのを確認してからふたをずらして，550～600℃ で 5～10 時間灼熱灰化する。このとき

多くの試料では全体が灰白色になっている。
② 灰化後炉内の温度が，200℃位に下がったらデシケーターに移し30分間放冷する。
③ 天秤で精秤する。
④ 再び2時間 550～600℃で灼熱する。
⑤ 灼熱後②項と同様にして放冷する。
⑥ 天秤で精秤する。
⑦ 前後の秤量値の差が 0.3 mg 以下に達するまで④～⑥項の操作を繰り返し，最後の秤量値 W_3 g を恒量とする。

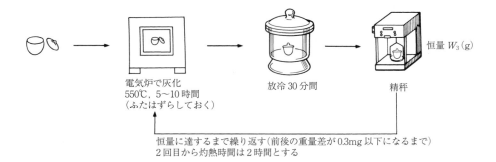

電気炉で灰化
550℃，5～10時間
（ふたはずらしておく）

放冷 30 分間

精秤

恒量 W_3 (g)

恒量に達するまで繰り返す（前後の重量差が 0.3 mg 以下になるまで）
2 回目から灼熱時間は 2 時間とする

結果算出法

試料中の灰分量は次式によって算出する。

$$灰分（\%）=（W_3-W_1）\times \frac{100}{S}$$

W_1：ルツボの恒量（g）
W_3：灰化後の恒量（g）
S：試料秤取量（g）（$S=W_2-W_1$）
W_2：試料秤取時のルツボの重量（g）

2-7 炭水化物

　炭水化物は，生体内で主にエネルギー源として利用される重要な栄養成分である。しかし，これまで日本食品標準成分表における炭水化物量は，可食部 100 g から可食部食品中の水分，タンパク質，脂質および灰分等（アルコールが含まれる場合もある）の合計 g 重量を差し引いた，いわゆる「差引き法による炭水化物」の値を収載していた。

炭水化物（g/100 g）＝ 100 －（水分＋タンパク質＋脂質＋灰分等）

平成27年12月改訂の日本食品標準成分表2015年版（七訂）では，国際的な動きとの整合性に配慮していくという観点から，ヒトの消化酵素で分解され，エネルギーとして利用可能な炭水化物（利用可能炭水化物と称する）を直接分析し，その組成を表記することになった。利用可能炭水化物の分析手法を下表にまとめた。

表2-3　利用可能炭水化物の分析手法

成　　分	分析手法
デンプン（デキストリンおよびグリコーゲンを含む）	AOAC法[※1]（80％エタノール抽出処理により可溶性炭水化物（グルコース，マルトース，マルトデキストリン等を除去）
単糖（グルコース，フルクトースおよびガラクトース）および二糖類（スクロース，マルトース，ラクトースおよびトレハロースを含む）	高速液体クロマトグラフィー（HPLC）法
上記以外の80％エタノール可用性のマルトデキストリンおよびマルトトリオース等のオリゴ糖	差引き法（食品群により計算法が異なる）

※1　AOAC法とは，1884年に米国内の肥料検査法の統一を目的に設立された団体 Association of Official Agricultural Chemists を起源とする団体の AOAC International が策定した方法である。

デンプンの分析手法は AOAC 996.11 にまとめられている。具体的には食品試料を80％エタノール抽出処理により可溶性画分炭水化物（グルコース，マルトース，マルトデキストリン等）を除去した後，不溶性画分を回収する。この不溶性画分にはデンプン，デキストリンおよびグリコーゲン等を含んでおり，次いで，消化酵素（熱安定性α-アミラーゼおよびアミログルコシダーゼ）で加水分解してグルコースとした後，生成したグルコースを酵素法（グルコースオキシダーゼ・パーオキシダーゼ法）により比色定量する。なお，デンプン，デキストリンおよびマルトースは，グルコースがグリコシド結合により縮合重合した多糖であり，それらの重量は定量されたグルコースの重量に0.90を乗して算出される（縮合水の重量を差引くため）。

単糖（グルコース，フルクトースおよびガラクトース）および二糖類（スクロース，マルトース，ラクトースおよびトレハロースを含む）の分析は，上記の80％エタノール可用性画分を試料として，高速液体クロマトグラフィー（HPLC）法にて直接定量する。

80％エタノール可用性のマルトデキストリンおよびマルトトリオース等のオリゴ糖は差引き法により算出するが，食品群により計算が異なり，詳細は食品群留意点（http://www.mext.go.jp/component/a_menu/science/detail/__icsFiles/afieldfile/2015/12/24/1365338_4-0301.pdf）に記載がある。

2-8 食物繊維

　食物繊維とは「ヒトの消化酵素で加水分解されない食物中の難消化性の動植物の構成成分」と定義されている。食物繊維の定量には、酵素-重量法の改良法（プロスキー変法）が一般的に使用されている。ヒト消化管内の消化様式に準じ、3種類の消化酵素（アミラーゼ、プロテアーゼおよびアミログルコシダーゼ）を用いて試料を順次処理する。この間に糖質およびタンパク質は加水分解され、ついで不消化画分つまり食物繊維をエタノールで沈澱させ、この沈澱残渣を乾燥秤量後、灼熱灰化して灰化したときに得られる灰分量を先の乾燥秤量値から差し引いて得られる量からさらに添加酵素由来のタンパク質量を差し引いて得られる値が総食物繊維である。食物繊維には水溶性と不溶性のものがあり、これらの合計が総食物繊維でそれぞれを定量する。水溶性食物繊維の定量は、3種類の酵素処理後直ちに口過し、口液にエタノールを加え、以下同様の処理を行う。AOACの公定法では、アミラーゼを使用時の緩衝液にリン酸緩衝液を用いるが、この緩衝液では盲験値が高くなるため、改良法ではMES（メス）／tris（トリス）緩衝液を用いる。しかし、各酵素の最適pHが異なるため、反応時のpHを変化させて順次処理していく必要があり、操作が煩雑となる。本実験では、酵素処理を簡略化した「和光純薬 食物繊維測定キット」を使用して食物繊維を定量する。

準備するもの

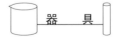

① るつぼ型グラスフィルター（2G2）
　　あらかじめ約 1.0 g の酸洗浄けいそう土（セライト）を入れ、純水約 20 mL（3回）、78％エタノール約 20 mL（3回）、95％エタノール約 20 mL（3回）で順次洗浄し、均一なけいそう土層を形成させる。エタノール臭が消えたら、105℃で一夜加熱後、デシケーター中で放冷する。恒量を 0.1 mg まで求め、使用するまでデシケーター中で保管する。

るつぼ型グラスフィルターの取り扱い
実験前にフィルター裏側に「鉛筆」で番号を記すこと（図 2-5 参照）。

注　意
　透明部分と白色部分（フィルター部）は共にガラス製であるが、ガラスの種類が異なる。
　本実験では、525℃という灼熱高温にグラスフィルターをさらす。ガ

ラスは温度上昇により膨張し，温度降下により収縮する。この膨張・収縮率はガラスの種類により異なる。

急激な温度変化は，膨張・収縮率の差を大きくし，境界面（フィルター部分）に歪みが集中して，その結果破損する（図2-5 参照）。

苦労した食物繊維の実験が水の泡とならないように，急激な温度変化は避けること。

対処方法

① マッフル炉に入れた後に電源を入れて，徐々に温度を上昇させる。
② 昇温途中に追加で入れない。
③ マッフル炉から取り出すときは電源を切り，徐々に温度を降下させる。
④ ガラスが十分に冷めたら（2時間〜翌日）取り出す。

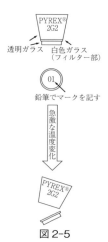

図2-5

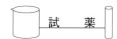

① 50mM MES-Tris 緩衝液（10mM NaCl, 3mM $CaCl_2$ を含む，pH 6.3）

MES 9.76 g（50 mmol），塩化ナトリウム 0.584 g（10 mmol）および塩化カルシウム二水和物 0.441 g（3 mmol）を 1 L 容ビーカーに秤量し，純水を加えて溶解し全量を 1 L とする。一方，Tris 6.055 g（50 mmol），塩化ナトリウム 0.584 g（10 mmol）および塩化カルシウム二水和物 0.441 g（3 mmol）を 1 L 容ビーカーに秤量し，純水を加えて溶解し全量を 1 L とする。これらを混ぜ合わせ pH 6.3（24℃）に調整する。[MES 溶液：Tris 溶液＝約 64：36 の混合]

プロトコール

A. 試料の秤取

試料（脂質が多い試料は脱脂処理したもの）1 g を正確に 500 mL 容のトールビーカーに秤取する（1 つの試料につき 2 点を秤取する）。

脂質の多い食品が試料の場合

脂質の多い食品（大豆や種実類など脂質含量が 5% 以上のもの）については，あらかじめ石油エーテルを用いて脱脂処理し，脱脂風乾減量（W_D）を求めて，原試料に換算する。

$$\text{原試料中の食物繊維含量（g/100 g）} = D \times \left(1 - \frac{W_D}{100}\right)$$

D：脱脂風乾試料中の水溶性または不溶性食物繊維含量（g/100 g）
W_D：脱脂風乾減量（%）

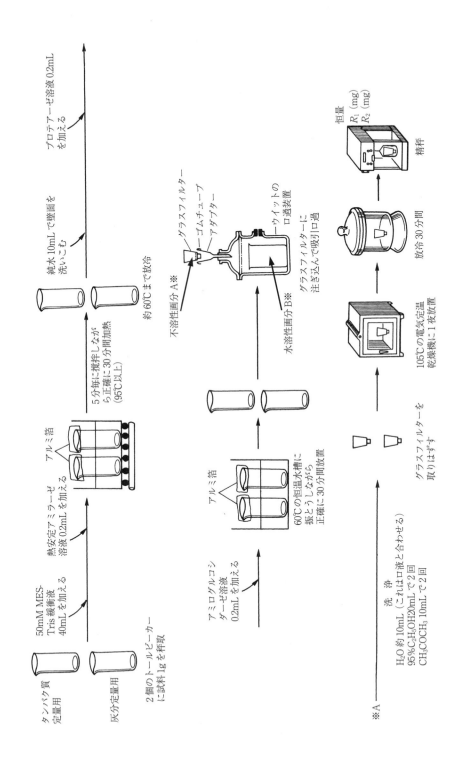

2-8 食物繊維

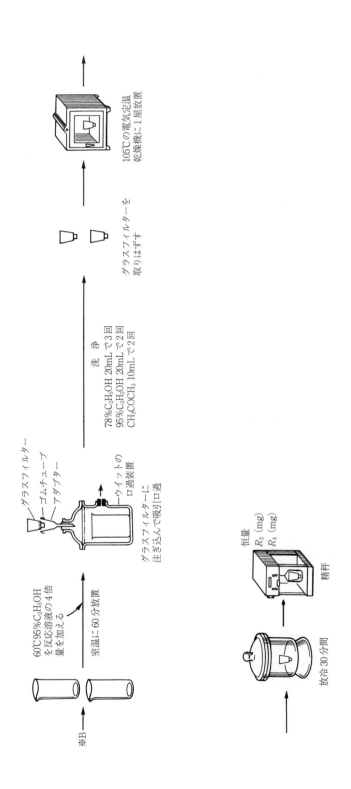

B. 酵素処理

① 熱安定性アミラーゼによる消化

試料の入ったトールビーカーに MES-Tris 緩衝液 40 mL と熱安定性アミラーゼ溶液 0.2 mL を加えて, ビーカーの口をアルミ箔で覆う。金だらいの沸騰水浴中（約 95℃以上）に入れ, 5 分毎に振り混ぜながら 30 分間反応させる。

② プロテアーゼおよびアミログルコシダーゼによる同時消化

トールビーカーの壁面を洗いこみながら純水 10 mL を加える。約 60℃まで冷却したら, プロテアーゼ溶液 0.2 mL およびアミログルコシダーゼ溶液 0.2 mL を加えて, ビーカーの口をアルミ箔で覆う。60℃の恒温水浴中に入れ, 5 分毎に振り混ぜながら 30 分間反応させる。

C. グラスフィルターによる不溶性および水溶性画分の分画

あらかじめセライトを引き灰化した後, 恒量を求めてあるグラスフィルターを用いて, 酵素反応液をウイットの口過装置で吸引口過する。残渣の不溶性食物繊維分画は, 水約 10 mL で洗浄後（この洗浄液は口液と合わせる）, 95%エタノール 20 mL で 2 回, アセトン 10 mL で 2 回で順次洗浄する。

D. 95% エタノールによる水溶性食物繊維画分の沈澱

口液の 4 倍量の 95%エタノールをあらかじめ 60℃に加温しておいて加え, 室温で正確に 60 分間放置して, 水溶性食物繊維画分を沈澱させる。ついであらかじめセライトを敷き灰化した後, 恒量を求めてあるグラスフィルターを用いて, エタノールで沈澱させた残渣をウイットの口過装置で吸引口過する。ついで 78% エタノール 20 mL で 3 回, 95%エタノール 20 mL で 2 回, アセトン 10 mL で 2 回と順次洗浄する。

E. 乾燥・秤量

① それぞれの対のグラスフィルターを 105℃の電気定温乾燥機に 1 夜放置し, デシケーター内で 30 分間放冷後, 精秤し恒量を求める。（R_1 mg, R_2 mg, R_3 mg, R_4 mg）

② 恒量を測定した後のグラスフィルターの 1 つ（R_1, R_3）の食物繊維画分のタンパク質量をセライトごとセミミクロケルダール法によって定量する。

F. 沈澱残渣中の灰分の定量

恒量を測定した後のもう一対のグラスフィルター（R_2, R_4）の食物繊維画分の灰分量をセライトごと 525℃ で直接灰化し定量する。

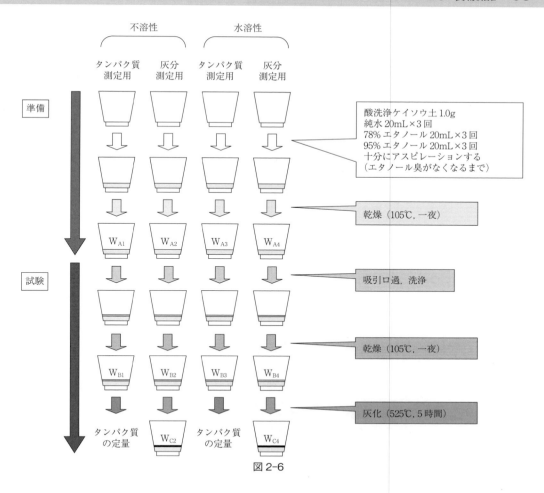

図2-6

G. 空試験値の測定

試料を加えないものについて（2検体1組）BからFまで同様の操作を行い，次の8種の空試験値を求める。

不溶性食物繊維相当空試験	残渣	R_{B1}, R_{B2} g
不溶性食物繊維相当空試験	残渣 R_{B1} 中のタンパク質	P_{B1} g
不溶性食物繊維相当空試験	残渣 R_{B2} の灰分	A_{B1} g
水溶性食物繊維相当空試験	残渣	R_{B3}, R_{B4} g
水溶性食物繊維相当空試験	残渣 R_{B3} 中のタンパク質	P_{B2} g
水溶性食物繊維相当空試験	残渣 R_{B4} 中の灰分	A_{B2} g

結果算出法

試料中の各食物繊維は次式によって算出する。

$$\text{不溶性食物繊維含量}_{(g/100\,g)} = \frac{\dfrac{R_1+R_2}{2}\left[1-\left(\dfrac{P_1}{R_1}+\dfrac{A_1}{R_2}\right)\right]-B_i}{\dfrac{W_1+W_2}{2}} \times 100$$

ただし，ここで

$$B_i(g) = \frac{R_{B1}+R_{B2}}{2}\left[1-\left(\frac{P_{B1}}{R_{B1}}+\frac{A_{B1}}{R_{B2}}\right)\right]$$

$$\text{水溶性食物繊維含量}_{(g/100\,g)} = \frac{\dfrac{R_3+R_4}{2}\left[1-\left(\dfrac{P_2}{R_3}+\dfrac{A_3}{R_4}\right)\right]-B_s}{\dfrac{W_1+W_2}{2}} \times 100$$

ただし，ここで

$$B_s(g) = \frac{R_{B3}+R_{B4}}{2}\left[1-\left(\frac{P_{B2}}{R_{B3}}+\frac{A_{B2}}{R_{B4}}\right)\right]$$

W_1, W_2：試料採取量（g）

R_1, R_2：不溶性食物繊維　残渣（g）

$R_1 = W_{B1} - W_{A1}$

$R_2 = W_{B2} - W_{A2}$

P_1　　：不溶性食物繊維　残渣中のタンパク質（g）

A_1　　：不溶性食物繊維　残渣中の灰分（g）

$A_1 = W_{C2} - W_{A2}$

R_{B1}, R_{B2}：不溶性食物繊維　空試験の残渣（g）

P_{B1}　　：不溶性食物繊維　空試験残渣中のタンパク質（g）

A_{B1}　　：不溶性食物繊維　空試験残渣中の灰分（g）

R_3, R_4：水溶性食物繊維　残渣（g）

$R_3 = W_{B3} - W_{A3}$

$R_4 = W_{B4} - W_{A4}$

P_2　　：水溶性食物繊維　残渣中のタンパク質（g）

A_2　　：水溶性食物繊維　残渣中の灰分（g）

$A_2 = W_{C4} - W_{A4}$

R_{B3}, R_{B4}：水溶性食物繊維　空試験の残渣（g）

P_{B2}　　：水溶性食物繊維　空試験残渣中のタンパク質（g）

A_{B2}　　：水溶性食物繊維　空試験残渣中の灰分（g）

3章　食品分子の理化学特性試験

3-1　タンパク質・アミノ酸

　タンパク質はアミノ酸がペプチド結合によって重合した高分子化合物であり，アミノ酸と同様に pH によって電荷の変化や溶解度の変化が起こる。また，タンパク質は水素結合やイオン結合，疎水性相互作用など結合エネルギーの小さい結合を介して立体構造を維持しており，pH やイオン強度，アルコール，界面活性剤，尿素などの化学的要因ならびに加熱や凍結，高圧，撹拌などの物理的要因によりタンパク質の結合は大きな影響を受ける。このため，タンパク質の構造ならびにその性状は変化する。

実験結果はこのQRコードで読み取り，下記のマークのある場所で参照してください。

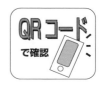

3-1-1　タンパク質の定性反応

　タンパク質は20種のアミノ酸がペプチド結合により繋がることで形成されているが，その組成および配列は各タンパク質固有のものである。アミノ酸に共通の反応を利用することで，タンパク質・アミノ酸の定性ができ，アミノ酸の側鎖に特異的な反応を利用することではアミノ酸の構成比率から反応が異なるため，タンパク質の定性が可能となる。

タンパク質溶液の作成

① 　卵白溶液：鶏卵を割り，卵黄とカラザが入らないように卵白のみをとり分け，ガーゼでこす。卵白の容量をメスシリンダーで測り，その5倍量となるよう純水で希釈する。撹拌しながら塩化ナトリウム（NaCl）または，硫酸ナトリウム（Na_2SO_4）を少しずつ加えていくと約1％のタンパク質を含む透明な卵白溶液が得られる。

② 　1％ゼラチン溶液：ゼラチン1gに99mLの純水を加えてしばらく放置し，充分吸水させてから，約50℃にて加温し，完全に溶解させる。

(i) アミノ酸に共通な呈色反応：ニンヒドリン反応

　この反応は全てのアミノ酸に共通な反応で，α-アミノ酸のアミノ基

とニンヒドリンが反応すると青紫色に呈色する。その色調はアミノ酸によって異なり，プロリンやヒドロキシプロリンは黄色を呈する。また，アミノ酸のみならず，ペプチドやタンパク質も呈色する。

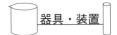

準備するもの

器具・装置

① 試験管
② ピペット
③ 湯せん

試　薬

① 0.1％ニンヒドリン（$C_9H_6O_4$）溶液：ニンヒドリンをエタノールあるいはブタノールに溶解にて溶解し，0.1％溶液を調製する。

プロトコール

① 試験管にタンパク質溶液3 mLを採取し，0.1％ニンヒドリン溶液1 mLを加え混合する。
② 2～3分間煮沸し放冷すると青紫色を呈する。

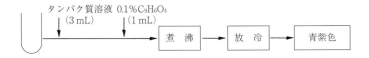

(ii) タンパク質に共通な呈色反応：ビウレット反応

尿素の結晶を加熱するとビウレットが生成する。これを水に溶かした溶液に水酸化ナトリウム溶液と硫酸銅を加えて振とうすると，赤紫色を呈する。この反応はビウレット反応とよばれ，2つ以上のカルバミル基

（-CONH$_2$）を持つ化合物で起こる。タンパク質はペプチド結合（-CO-NH-）を多数持っているので，これと同じ呈色反応がみられる。

$$2CO\begin{matrix}NH_2\\|\\|\\NH_2\end{matrix}\xrightarrow{加熱}\begin{matrix}CO-NH_2\\|\\NH\\|\\CO-NH_2\end{matrix}+NH_2$$

尿素　　　　　　ビウレット

準備するもの

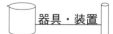

① 試験管
② メスピペット

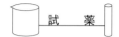

① 10％水酸化ナトリウム（NaOH）溶液
② 0.5％硫酸銅（CuSO$_4$）溶液

プロトコール

① 試験管にタンパク質溶液 1 mL を採取する
② これに 10％水酸化ナトリウム溶液 1 mL を加える
③ 0.5％硫酸銅溶液 1-2 滴滴下し混合すると，赤紫色を呈する

これは 2 つのペプチド結合に銅イオンが配位し錯体を形成することを利用した反応であるため，遊離アミノ酸（ヒスチジンは例外）やジペプチドは反応しない。

硫酸銅の添加量を増すと赤紫→紫青色と変化する。

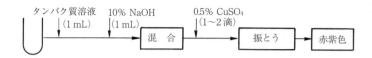

(iii) 芳香族アミノ酸およびこれを含むタンパク質の呈色反応：キサントプロテイン反応

チロシンやトリプトファンのような芳香環がニトロ化されて生じる反応である。ただし，フェニルアラニンには反応しにくい。

準備するもの

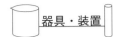

① 試験管
② メスピペット
③ 安全ピペッター
④ 湯せん

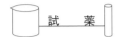

① 濃硝酸（HNO₃）
② 10%アンモニア水溶液（NH₄OH）

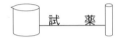

① 試験管にタンパク質溶液 3 mL を採取し，濃硝酸 1 mL を加えて煮沸すると黄色を呈する。
② 冷却して 10%アンモニア水溶液でアルカリ性にすると，オレンジ色を呈する。

注）芳香族アミノ酸を含むタンパク質。

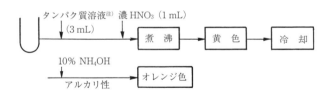

（iv） チロシンの呈色反応：ミロン反応

フェノールが呈する反応で，チロシンの側鎖（フェノール性水酸基）によって陽性を呈する反応。

準備するもの

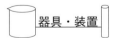

① 試験管
② メスピペット
③ 安全ピペッター
④ 湯せん

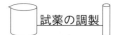試薬の調製

① ミロン変法の試薬：水 300 mL 中に純硫酸（H_2SO_4）100 mL を注加したものを，乳鉢中で細砕した硫酸第二水銀（$HgSO_4$）100 g に少しずつ加え，溶解するのに応じて 1 L のメスフラスコに入れる。全部移し終わったら，水を加えて 1 L とする。
② 1% 亜硝酸ナトリウム（$NaNO_2$）溶液

プロトコール

① タンパク質溶液 2 mL にミロン変法の試薬（硫酸第二水銀の硫酸性溶液）2 mL を加える。
② 30 秒間静かに煮沸すると，通常管壁に黄色の沈澱が生じる。
③ 流水下で冷やしてから 1% 亜硝酸ナトリウム溶液を 1 滴加え静かに加熱すると，沈澱または溶液は赤変する。

タンパク質溶液　ミロン変法の試薬
　　(2mL)　　　　　(2mL)
→ 煮沸 → 黄色沈澱 → 冷却 → 加熱 → 赤レンガ色

(v) トリプトファンの呈色反応：ホープキンス・コール反応

インドール核によって生じる反応で，氷酢酸中に微量に存在するグリオキシル酸が濃硫酸の存在下でトリプトファンのインドール核と縮合して，純青色の色素を生じるためである。グリオキシル酸（OCH・COOH）のアルデヒド基がインドール環の α 位に縮合して色素を形成する。

トリプトファン + グリオキシル酸（OCH・COOH）→ 縮合生成物 + H_2O

準備するもの

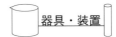

① 試験管
② メスピペット
③ 安全ピペッター

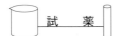

① 氷酢酸（CH$_3$COOH）
② 濃硫酸（H$_2$SO$_4$）

プロトコール

① 試験管にタンパク質溶液2 mLを採取し、氷酢酸2 mLを加えてよく振る。
② 試験管壁に沿わせて静かに濃硫酸を2 mL加えると、接触面に紫色の環が生じる。

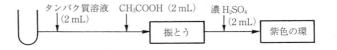

(vi) シスチン・システインの沈澱反応：硫化鉛反応

シスチン・システイン中の硫黄と酢酸鉛中の鉛が反応して硫化鉛の沈澱を生じる反応である。

準備するもの

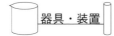

① 試験管
② メスピペット
③ 安全ピペッター
④ 湯せん

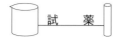

① 10％酢酸鉛溶液（$(CH_3COO)_2Pb$）
② 30％水酸化ナトリウム溶液（NaOH）

プロトコール

① 試験管にタンパク質溶液 3 mL を採取し，10％酢酸鉛溶液 1 滴を加えてよく混合する。
② 30％水酸化ナトリウム溶液を少しずつ加え，タンパク質の沈澱を溶かす。
③ 数分間煮沸すると黒色の硫化鉛の沈澱を生じる。

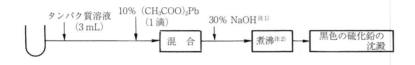

注1）少しずつ加えてタンパク質の沈澱を溶かす。
注2）火炎に注意して数分間煮沸する。

(vii) タンパク質の凝固反応：熱による凝固反応

　タンパク質の高次構造を安定化するのは，水素結合，疎水結合および静電相互作用などの弱い非共有結合である。したがって，加熱処理すると共有結合は切断されず，高次構造を安定化する相互作用が壊れ，一部のタンパク質は不溶化する。

準備するもの

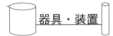

① 試験管
② ピペット
③ 湯せん

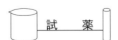

① 希酢酸溶液

プロトコール

① 試験管にタンパク質溶液 3 mL を採取し，静かに加熱すると凝固する。

② あらかじめ希酢酸2〜3滴を加えて酸性にすると，凝固は一層早く生じる。

注）2N酢酸，氷酢酸などを2〜3滴加えて酸性にすると凝固はいっそう速やかである。

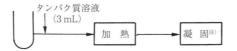

(viii) タンパク質の有機沈澱試薬*による沈澱：トリクロロ酢酸による沈澱反応

*沈澱試薬にはこの他にスルホサリチル酸溶液，ピクリン酸溶液，タンニン酸溶液などが用いられる。

準備するもの

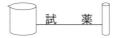

① 10%トリクロロ酢酸（CCl_3COOH）

プロトコール

① 試験管にタンパク質溶液3 mLを採取する。
② 10%トリクロロ酢酸溶液数滴を加えると沈澱を生じる。

注）有機試薬とよく反応させるためには，あらかじめ酸を加えて陽荷電状態にしておく必要がある。

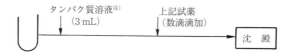

(ix) タンパク質の塩析：硫酸アンモニウム飽和溶液による塩析

　タンパク質の水溶液中での溶解度は低濃度の塩を添加すると増加する（塩溶）。しかし，塩濃度をさらに増加させていくと逆に低下し，これを塩析と呼ぶ。タンパク質が塩析される濃度は，タンパク質の種類によって異なるものの，一般的には大きな分子量のタンパク質が塩析されやすい。塩析による沈澱はタンパク質の変性を伴わないので，タンパク質の分画や精製に用いられる。

準備するもの

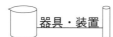

① 試験管
② メスピペット

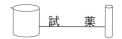

① 飽和硫酸アンモニウム水溶液（$(NH_4)_2SO_4$）

プロトコール

① 試験管にタンパク質溶液 3 mL を採取する。
② 飽和硫酸アンモニウム溶液を加えていくと沈殿が生じる。

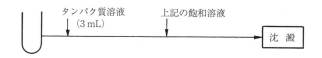

*塩析試薬には硫酸マグネシウム，塩化ナトリウムなどの飽和溶液も用いられる。

*その他に，重金属（水銀，銀，銅など）塩や特殊無機酸（メタリン酸，リンタングステン酸など），エチルアルコールによってもタンパク質は沈殿する。

3-1-2 タンパク質の定量法

(i) 紫外部吸収法

タンパク質を構成するアミノ酸のうちチロシンやフェニルアラニンなどの芳香族アミノ酸は 280 nm 付近に吸収を示す。この特性がタンパク質の簡易測定に用いられ，通常のタンパク質は 1 mg/mL の濃度で 280 nm の吸光度は 1.0 を示すといわれている。しかし，芳香族アミノ酸の含有量により吸光度が異なるなど，異なるタンパク質どうしの比較には適さない。また，280 nm の吸収はタンパク質の構造変化によって変動する。

(ii) ビウレット法

2つ以上のペプチド結合をもつ物質は，アルカリ溶液中で銅塩と紫紅色の錯塩を形成する（ビウレット反応）。ペプチド結合の増加に伴い紫紅色は濃く発色することから，この錯体を比色することによりタンパク質量を求める方法をビウレット法という。

準備するもの

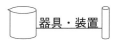

① 1 L 容メスフラスコ
② メスピペット
③ 薬包紙
④ 小試験管
⑤ 分光光度計

試薬の調製

① ビウレット試薬：硫酸銅（$CuSO_4 \cdot 5H_2O$）1.5 g，酒石酸カリウムナトリウム（ロッシェル塩；$NaKC_4H_4O_6 \cdot 4H_2O$）6.0 g を約 500 mL の純水に溶解後，10％水酸化ナトリウム溶液 300 mL を撹拌しながら加え，さらにヨウ化カリウム 1 g を溶解し，純水で 1 L に定容する。

プロトコール

① 試料液 1 mL をメスピペットを使って，小試験管に採り，ビウレット試薬 4 mL 加え，よく混合する。
② 室温で 30 分間放置した後，540 nm で吸光度を測定する。
③ ブランクには，試料液の代わりに純水を用いて同様な操作を行う。
④ ウシ血清アルブミンを用いて作成した検量線からタンパク質を算出する。（標準溶液は，1 mL 中に 0, 2, 4, 6, 8, 10 mg のウシ血清アルブミンを含むように調製する。また，検量線の作成については p.24 参照）

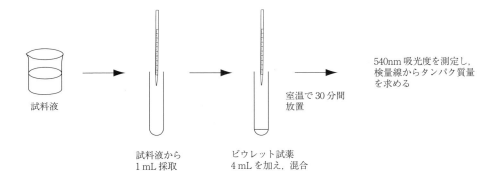

(iii) Lowry 法の改良法

フェノール試薬とチロシン，トリプトファン，システインなどのアミノ酸の呈色反応と，アルカリ性銅溶液によるビウレット反応（ペプチド結合に起因）の組合せによる方法で，感度がよく，分解の必要がなく簡単である。欠点は呈色度がタンパク質によって異なる点である。しかし，その簡便性とともに信頼性の高さで現在もよく利用されているタンパク質定量法の 1 つである。

準備するもの

器具・装置

① メスピペット
② 小試験管
③ メスフラスコ
④ 恒温槽
⑤ 分光光度計

試薬の調製

① A試薬：酒石酸カリウムナトリウム2gと炭酸ナトリウム100gを1N水酸化ナトリウム溶液500 mLに溶解し，純水で1Lに定容する。
② B試薬：酒石酸カリウムナトリウム2gと硫酸銅1gを90 mLの純水に溶解し，1N水酸化ナトリウム溶液10 mLを加える。
③ C試薬：フェノール試薬を12倍希釈する。

プロトコール

① 試料（タンパク質5～100μg）1.0 mLにA試薬0.9 mL加え，50℃，10分間加温後，室温にて放冷する。
② B試薬0.1 mLを加えて，10分以上，室温にて放置する。
③ さらにC試薬3.0 mLを勢いよく加え，50℃で10分間加温し，650 nmの吸光度を測定する。
④ ブランクには，試料液の代わりに純水を用いて同様の操作を行う。
⑤ ウシ血清アルブミンを用いて作成した検量線からタンパク質量を算出する。（標準溶液は1 mL中に0, 20, 40, 60, 80, 100μgウシ血清アルブミンを含むように調製する。また，検量線の作成についてはp.24を参照のこと）

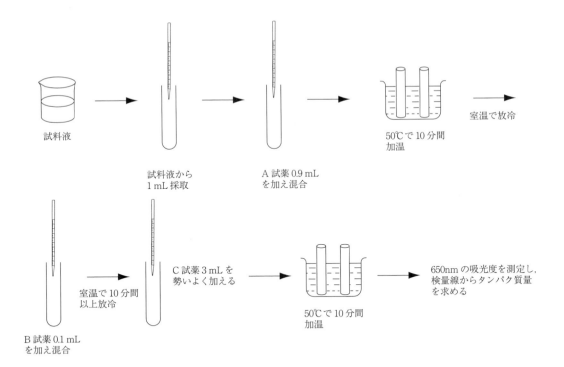

(iv) ブラッドフォード法

　CBB G-250色素がタンパク質と結合することを利用した定量法である。色素とタンパク質の結合が数分で平衡に達するほど急速なことから，短時間で感度よく測定を行える方法として，ブラッドフォード法によるタンパク質定量用キットが市販されており，近年，よく用いられている。

準備するもの

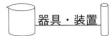

① 小試験管
② マイクロピペット
③ 分光光度計

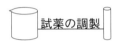

① ブラッドフォード試薬：市販のブラッドフォード試薬を用意し，測定範囲（0.1～1.5 mg/mLの高濃度定量法と1～25 μg/mLの低濃度

定量法）に合わせて試薬の希釈を行う。高濃度定量法には純水で5倍希釈した試薬を用い，低濃度定量法では試薬原液を用いて測定する。

プロトコール*

① 試料 0.1 mL にブラッドフォード試薬 5 mL を加えて混合し，室温にて5分静置し，1時間以内に 595 nm における吸光度を測定する。
② ブランクは試料の代わりに純水を用いて同様な操作を行う。
③ ウシ血清アルブミンを用いて作成した検量線からタンパク質量を算出する。（標準溶液は 1 mL 中に 0, 20, 40, 60, 80 μg ウシ血清アルブミンを含むように調製する。また，検量線の作成については p.24 を参照のこと）

*実際の測定は製品に添付されているプロトコールに従い測定すること。

3-1-3 タンパク質の溶解性

(i) pH の影響

タンパク質を構成するアミノ酸は両性電解質であることから，タンパク質も周囲の pH により電荷が変化する。タンパク質の溶解性は，タンパク質の電荷が正負ともに等しくなる等電点において最も低くなり，沈殿しやすくなる（等電点沈殿）。

準備するもの

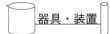

① ワッセルマン試験管
② 遠心分離機
③ メスピペット

試薬の調製

① 各 pH の 100 mM 緩衝液（pH 7.0, 6.0, 5.0, 4.5, 4.0, 3.0）
クエン酸ナトリウム緩衝液（pH 3.0, 4.0, 4.5, 5.0）：クエン酸三ナトリウム二水和物（分子量 294.1）を純水に溶解させ，100 mM 溶液を調製する。クエン酸（分子量 192.1）を純水に溶解させ，100 mM 溶液を調製する。100 mM クエン酸三ナトリウム溶液に pH を測定しながら，100 mM クエン酸溶液を加え，各 pH となるよう調整する。

リン酸緩衝液（pH 6.0, 7.0）：リン酸二水素ナトリウム（無水, 分子量 119.98）を純水に溶解させ, 100 mM 溶液を調製する。リン酸水素二ナトリウム（無水, 分子量 141.96）を純水に溶解させ, 100 mM 溶液を調製する。100 mM リン酸水素二ナトリウム溶液に pH を測定しながら, 100 mM リン酸二水素ナトリウム溶液を加え, 各 pH となるよう調整する。

② ビウレット試薬（ビウレット法参照）

③ 乳タンパク溶液：脱脂粉乳 15 g に純水 50 mL を加え, 加温しながら完全に溶解させる。（脱脂粉乳のタンパク質量は 34 g/100 g* とし, タンパク質濃度が 100 mg/mL となるよう調製する。）

＊日本標準食品成分表 2015 年版（七訂）を参照。

プロトコール

① タンパク質濃度が 100 mg/mL の試料液 2 mL をワッセルマン試験管に採取する。
② 各 pH の緩衝液 2 mL を加え静かに混合し, 30 分間静置する。
③ その後, 遠心分離（4,500 rpm, 15 分間）にて, 不溶画分を除去し, 上澄み液を純水にて 10 倍に希釈し, タンパク質量をビウレット法にて測定する。

各 pH におけるタンパク質溶液の状態の違いも観察する。

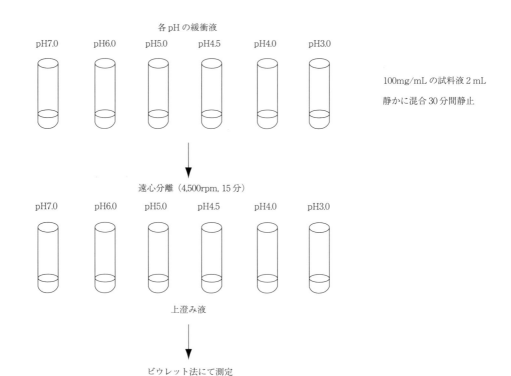

(ii) 温度の影響

タンパク質の構造は高温に晒されると変性し，沈殿を生じる。これは加熱によりタンパク質と水和していた水分子の分子運動が大きくなり，水が失われることで，タンパク質の高次構造が壊れて，内部の疎水性の高いタンパク質部分が露出することでタンパク質全体の疎水性度が高まるためである。

準備するもの

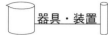

① スクリューキャップ付ワッセルマン
② メスピペット
③ 遠心分離機
④ 恒温槽
⑤ ワッセルマン
⑥ ビウレット試薬
⑦ 吸光度計

試薬の調製

① タンパク質溶液：タラ 2.5 g に純水 50 mL を加え，ホモジナイズし 5％タラ溶液を調製する。
② カゼインナトリウム 0.25 g に純水 50 mL を加え完全に溶解させ，0.5％カゼイン溶液を調製する。

プロトコール

① スクリューキャップ付ワッセルマンにタンパク質溶液 5 mL を分取する。
② 室温，60，70，80 および 100℃ で 20 分間加熱処理する。
③ 放冷した後，遠心分離（3,500 rpm，20 分間）にて不溶性画分を除去し，上澄液を回収する。
④ 上澄液 0.5 mL をワッセルマンに分取し，ビウレット試薬 2 mL を加え撹拌する。
⑤ 室温にて 30 分間放置した後，540 nm における吸光度を測定する。
　　測定した吸光度の値より，加熱処理後の可溶性画分のタンパク質量を算出する。室温における溶解量を 100％として，各温度におけ

る溶解度のグラフを作成する。

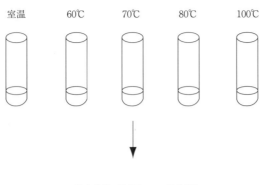

100 mg/mL の試料液 5 mL を加熱処理 20 分間

遠心分離（3,500rpm., 20分間）

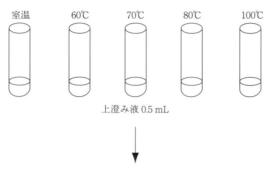

上澄み液 0.5 mL

ビウレット法にて測定

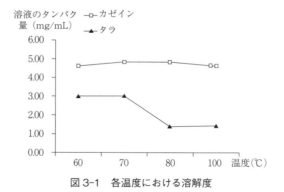

図 3-1　各温度における溶解度

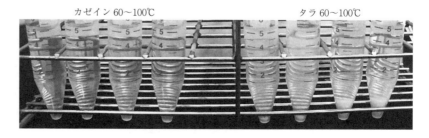

カゼイン 60〜100℃　　　　タラ 60〜100℃

(iii) 塩濃度の影響

タンパク質のうち，グロブリン系タンパク質は水には不溶だが，塩類には溶解する。塩可溶性タンパク質であるミオシンの性質を確認する。

準備するもの

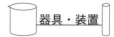

① ワッセルマン
② ピペット
③ スパーテルまたはガラス棒
④ 遠心分離器
⑤ ビウレット試薬
⑥ 分光光度計

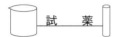

① 0.6 M 塩化ナトリウム（NaCl）溶液
② タンパク質試料：ひき肉

プロトコール

① ワッセルマンにひき肉 0.5 g を入れる
② 0.6 M 塩化ナトリウム溶液 5 mL または純水 5 mL を加えて，スパーテルでよく懸濁させる。
③ 遠心分離（3,500 rpm，15 分間）を行い，上澄液を回収する。
④ 上澄み液のタンパク質量をビュレット法にて測定する。

表 3-1　タンパク質の可溶化率に及ぼす塩類の影響

	一般成分表に基づく	NaCl	D.W.
タンパク量（g）	0.5 g	0.038 g	0.019 g
可溶化率	100%	7.6%	3.8%

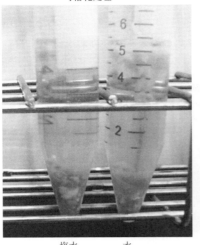
可溶化処理

塩水　水

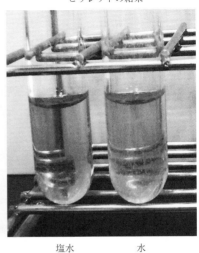
ビウレットの結果

塩水　水

3-1-4 タンパク質の凝固性

(i) 塩凝固

　豆乳のように負に荷電したタンパク質溶液に対して，カルシウムやマグネシウムのような正に荷電する塩類を添加すると，塩がタンパク質と結合しタンパク質の溶解性が低下し凝固する。

準備するもの

器具・装置

① 50 mL 容遠沈管（ファルコンチューブ）
② メスピペット
③ 恒温槽
④ ガーゼ
⑤ シャーレ

試薬

① 0.05 M 塩化ナトリウム（NaCl）溶液
② 0.05 M 塩化カルシウム（$CaCl_2$）溶液
③ にがり
④ タンパク質試料：豆乳（成分無調整で大豆固形分の高い豆乳）

プロトコール

① 豆乳 5 mL を 50 mL 容遠沈管に分取する。
② 70℃で 5 分間加熱する。
③ 塩化ナトリウム溶液または塩化カルシウム溶液，にがりのいずれか一つを遠沈管に加え，穏やかに撹拌する。
④ 70℃で 5 分間加熱する。
⑤ 室温まで冷却し，シャーレ上のガーゼに移して観察する。

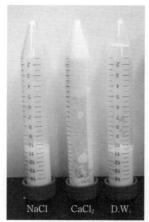

図 3-2　塩凝固

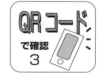

(ii) 酸 凝 固

タンパク質は等電点において溶解度が最も低下し，凝固する。食品に含まれる主なタンパク質の等電点は pH4〜5 付近であるため，タンパク質溶液に酸を添加するとタンパク質は等電点付近で凝固する。

準備するもの

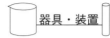

① 50 mL 容遠沈管（ファルコンチューブ）
② メスピペット
③ 恒温槽
④ pH 試験紙または pH メーター
⑤ ガーゼ
⑥ シャーレ

試薬

① 5%グルコノデルタラクトン溶液
② 乳酸
③ タンパク質溶液：豆乳（成分無調整で大豆固形分の高い豆乳）10%スキムミルク溶液

プロトコール

① 50 mL 容遠沈管にタンパク質溶液 5 mL を分注する。
② タンパク質溶液を 70℃で 5 分間加熱する。
③ 5%グルコノデルタラクトン溶液 0.5 mL をタンパク質溶液に加え，穏やかに撹拌する。
　　乳酸をタンパク質溶液に少量ずつ加え，豆乳は pH 4.3，スキムミルクは pH 4.6 になるまで添加する。
④ 70℃で 5 分間加熱する。
⑤ 室温まで冷却し，シャーレ上のガーゼに移して観察する。

(iii) アルコール沈澱

　アルコールをタンパク質に添加するとタンパク質と水和していた水分子が奪われること（脱水）や溶媒の誘電率低下によるタンパク質間の反発力が増すことから，溶解度が低下する。低温条件下で行うことで，タンパク質の溶解度の減少とともに有機溶媒による変性を受けにくくなることから，タンパク質試料，添加するアルコールおよび実験操作は氷上や低温室などで行うとよい。

準備するもの

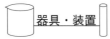

① 50 mL 容遠沈管（またはファルコンチューブ）
② メスピペット
③ メスシリンダー
④ 氷とバット（またはポリビーカー）
⑤ 遠心分離機
⑥ ビュレット試薬
⑦ 吸光度計

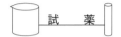

① 冷アセトン：あらかじめ冷凍庫（−20℃）などで十分に冷却しておく。
② タンパク質溶液：10％スキムミルク溶液

プロトコール

① 50 mL 容遠沈管にタンパク質溶液 5 mL を分注する。
② バットに氷をいれ，分注した試料は氷中にて冷却しておく。
③ 試料に対して 3 倍容の冷アセトンを添加し，穏やかに撹拌する。
④ 氷中で 30 分間静置する。
⑤ 遠心分離（4,500 rpm，20 分間）を行い，上澄液を除去して沈殿を回収する。
⑥ 沈殿を 0.5 mL の水に溶解し，適宜希釈した後タンパク質量をビュレット法にて測定する。

　アセトン沈殿はタンパク質を濃縮する方法として用いられている。沈殿する前のタンパク質溶液と沈殿後のタンパク質溶液の濃度から，濃縮率と回収率を算出する。

3-1-5　タンパク質の溶媒分画

　食品中のタンパク質は複数のタンパク質により構成されている。これらのタンパク質は溶媒に対する溶解性の差を利用して分けることができる。溶解性の違いによりタンパク質は水可溶性のアルブミン，塩可溶性のグロブリン，アルコール可溶性のプロラミン，希酸・希アルカリのグルテリンに分画される。各画分のタンパク質は単一成分または複数タンパク質の混合物として存在しており，各画分の構成タンパク質や分子量は多様である。構成タンパク質の数や分子量は，分画したタンパク質を電気泳動に供することで調べることができる。

ミリグラムスケールでの溶媒分画

　貴重な試料を取り扱う場合には，ミリグラムスケールで分画が求められることから，マイクロチューブを用いたプロトコールを紹介する。各試料が少量であるため，中和などで液量が変化しないよう抽出溶媒を一部変更して行う。

＊グラムスケールで実験をする場合はQRコード4を参照してください。

準備するもの

器具・装置

① マイクロピペット
② 2 mL 容マイクロチューブ
③ 遠心分離機

試薬

① 50 mM トリス塩酸緩衝液（pH 7.8，0.1 mM KCl と 5 mM EDTA を含む）
② 50％ 1-プロパノール
③ 50％ 1-プロパノール（25 mM DTT を含む）

プロトコール

① 小麦粉 100 mg を 2 mL 容マイクロチューブに採り，純水 1 mL を加えふたをする。10 分間ボルテックスにて混合したのち，13,200 rpm で 10 分間遠心分離し，上澄液と沈澱に分離する。上澄液をピペットで分取し，アルブミン画分を得る。

② 容器に残った沈澱に 50 mM トリス塩酸緩衝液（pH 7.8，0.1 mM KCl と 5 mM EDTA 含）1 mL を加え，ボルテックスにて 10 分間混合する。13,200 rpm で 10 分間遠心分離し，上澄液と沈澱に分離する。上澄液をピペットで分取し，グロブリン画分を得る。

③ 容器に残った沈澱に 50％ 1-プロパノール 1 mL を加え，ボルテックスにて 10 分間混合する。13,200 rpm で 10 分間遠心分離し，上澄液と沈澱に分離する。上澄液をピペットで分取し，プロラミン画分を得る。

④ 容器に残った沈澱に 25 mM DTT を含む 50％ 1-プロパノール 0.4 mL を加え，ボルテックスにて 10 分間混合する。13,200 rpm で 10 分間遠心分離し，上澄液と沈澱に分離する。上澄液をピペットで分取し，グルテリン画分を得る。

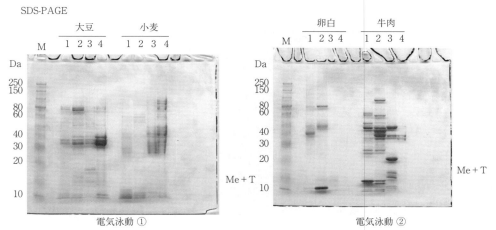

図 3-3 タンパク質の溶媒分画

M：分子量マーカー
1：アルブミン画分（純水）
2：グロブリン画分（KCl）
3：プロラミン画分（50％ 1-プロパノール）
4：グルテリン画分（50％ 1-プロパノールDTT）

3-1-6　タンパク質の電気泳動

タンパク質の電気泳動としては，ドデシル硫酸ナトリウム（SDS）ポリアクリルアミドゲル電気泳動（PAGE）がよく用いられる。メルカプトエタノールなどの還元剤と SDS によりタンパク質を処理するとタンパク質は完全に変性し，ポリペプチド鎖となる。これを SDS-PAGE に供すると，タンパク質の分子量に応じて分離することができる。複数のサブユニットにより構成されているタンパク質の場合には，サブユニットの数とその分子量を検出することができる。

SDS-PAGE

還元条件下でSDSにて処理したタンパク質は変性によりポリペプチドとなるとともに，過剰のSDSの存在により負に帯電する。これをポリアクリルアミドゲルに添加し通電すると荷電したタンパク質はゲルの中を移動していく。ポリアクリルアミドゲルの分子ふるいの作用により，低分子量タンパク質は移動距離が長く逆に高分子タンパク質は分子ふるいに引っかかり，その移動距離は短くなる。これにより，タンパク質を分子量ごとに分離することができる。

準備するもの

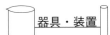

① マイクロチューブ
② マイクロピペット

③ 沸騰水浴
④ ポリアクリルアミドゲル
⑤ 電気泳動装置（泳動槽と電源装置）
⑥ 電気泳動用分子量マーカー

試薬の調製

① サンプル処理液
② 電極液
③ CBB 染色液*
④ 脱色液

＊染色液は調製された市販品があるので，それを利用すると簡便である．添付のプロトコールに従い，染色と脱色処理を行うこと．

プロトコール

① 試料溶液 20 μL を 1.5 mL 容マイクロチューブに採り，サンプル処理液 10 μL を加えボルテックスにて混和した後，沸騰水浴中にて 5 分間加熱処理する．
② ポリアクリルアミドゲル板を泳動槽にセットし，ゲルの試料溝に加熱処理した試料 10 μL をマイクロピペットで採り，ゆっくりと添加する．
③ 試料をゲルに添加した後，20 mA，300 V で泳動を行う．
④ 泳動マーカーがゲルの下端まで進んだら泳動を止め，ゲル板を泳動槽から取り出す．
⑤ ゲル板から回収したゲルを CBB 染色液に入れ，30 分間穏やかに振とうする．
⑥ 染色したゲルを脱色液に入れ，タンパク質のない部分の青色がなくなるまで穏やかに振とうする．

　試料タンパク質のバンドの移動距離を測定し，分子量マーカーの各バンドの距離と比較し試料タンパク質の分子量を算出する．

3-2 デンプン

デンプンは植物の主要な貯蔵多糖であり，植物中では貯蔵器官のアミロプラスト中にデンプン粒として存在する高分子化合物である。グルコースが α-1,4 結合のみで重合したアミロースと α-1,4 結合からなるグルコース鎖が α-1,6 結合にて分岐したアミロペクチンを含むウルチデンプンとアミロースがほとんどなくアミロペクチンのみからなるモチデンプンがある。ウルチデンプンでは通常アミロース含量は 20～30% であるが，70% に達する高アミロースのトウモロコシデンプンがある。

デンプンは白色の結晶性粒子で比重が 1.1 で，充分な水の存在下で加熱すると吸水，膨潤して結晶性が消失する。このような現象を糊化と呼ぶ。デンプンは糊化によって可溶化し液状となって強い粘性を示し，また，アミラーゼによって分解を受けやすくなる。

糊化したデンプン（糊化デンプン）はそのまま放置すると，再び結晶構造が形成され，不溶化する。この現象を老化と呼ぶ。老化したデンプン（老化デンプン）は粘性が消失し，アミラーゼによる分解を受けにくくなる。

デンプン粒の粒径や形状，粘度特性などは植物の種類によって異なる。本実験では，デンプンを精製し，その定量と粒径や形状を観察する。デンプンを構成するアミロースとアミロペクチンのヨウ素呈色度の違いや，アミロース含量，デンプンの高分子特性である糊化および老化ならびに粘性について，植物起源およびモチ，ウルチについても比較検討を行う。

デンプンの精製法

デンプンは植物のアミロプラスト中に蓄積されており，植物組織を破壊することで抽出することができる。また，デンプンは水に不溶であることから懸濁液として得られるため，懸濁液から沈殿として回収することができる。

準備するもの

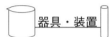

① ワーリングブレンダー（ミキサーでも可）
② ガーゼ
③ ふるい（100 メッシュ）

試薬の調製

① ジャガイモ
② 10 mM 2-メルカプトエタノール溶液

プロトコール

① ジャガイモを剥皮し，約 1 cm 角程度に調製する。
② ワーリングブレンダーのカップ試料と等倍量のメルカプトエタノール溶液を加え，ホモジナイズする。
③ ガーゼで固形物を取り除き，懸濁液をふるいでろ過する。
④ ろ液を静止し，デンプンを沈澱させる。
⑤ 上清をデカンテーションで取り除き，再びメルカプトエタノール溶液を加える。
⑥ 上清が透明になるまでこの操作を繰り返す。
⑦ 上清が透明になったら，沈澱に純水を加え洗浄する。
⑧ 洗浄した粗デンプンを風乾する。

3-2-1 デンプンの定量

　デンプンはブドウ糖多数からなる多糖類であるので，酸加水分解されるとブドウ糖となる。加水分解により生じた還元糖はソモギー・ネルソン法にて定量ができ，この方法で定量されたブドウ糖に係数 0.90 を乗じてデンプン量とする。デンプンの加水分解が不十分な場合があるため，フェノール・硫酸法にて全糖を定量してもよい。なお，上記のような粗デンプンを試料とする場合は，除タンパク処理をする必要がある。

酸加水分解による糖液の調製
準備するもの

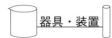

① 500 mL 容三角フラスコ
② ビュレット
③ ガラス冷却管
④ 湯せん
⑤ 500 mL 容メスフラスコ
⑥ ロ紙，ロート
⑦ メスシリンダー

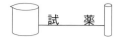 試　薬

① 25％塩酸（HCl）溶液：濃塩酸と純水を25：10の割合で混合する。比重計で比重1.126前後であることを確認する。
② 10％水酸化ナトリウム（NaOH）溶液：水酸化ナトリウム10 gを純水90 mLに溶解する。25％塩酸5 mLに対する中和量を求めておく。
③ 酢酸鉛飽和水溶液：酢酸鉛（Pb(CH$_3$COO)$_2$）44 gを純水に溶解して100 mLにする。静置して上澄液を使用する。
④ シュウ酸ナトリウム：シュウ酸ナトリウム（C$_2$O$_4$Na$_2$）を結晶のまま使用する。

プロトコール

① デンプンとして1～2 gの試料を正確に500 mL容の三角フラスコに精秤する。
② 純水200 mLと25％塩酸溶液20 mLをビュレットで加え，ガラス冷却管をつけて沸騰湯浴中に入れてときどき振り混ぜながら2.5時間加熱する。このときの加水分解温度，時間を厳守しないと定量値が低くなる。また，ガラス冷却管は加熱中に液量が減少しない十分な長さのものを使用する。
③ 終了後，流水下で速やかに冷却する。
④ あらかじめ25％塩酸溶液20 mLを中和するのに要する量を予備滴定で求めておいた10％水酸化ナトリウム溶液を加えて中和し，500 mL容メスフラスコに純水で洗いこむ。
⑤ 酢酸鉛飽和水溶液をそれ以上沈澱が生じなくなるまで添加する（2 mL以下）。
⑥ 純水で500 mLに定容する。
⑦ 乾燥ひだ折り口紙で口過する。
⑧ 口液にシュウ酸ナトリウムを結晶のままそれ以上沈澱が生じなくなるまで添加する。
⑨ 乾燥ひだ折り口紙で口過する。
⑩ 口液を糖液試料とする。

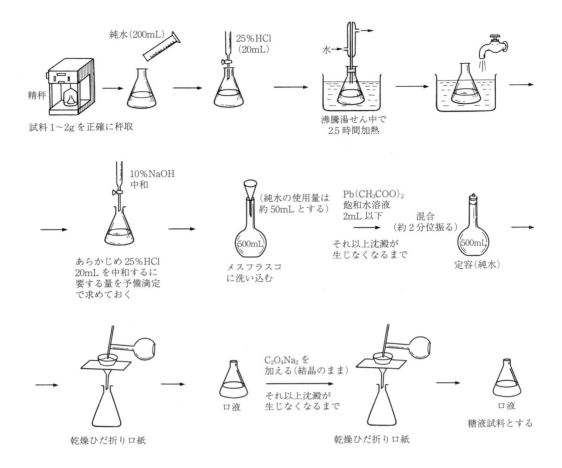

(ⅰ) ソモギー・ネルソン法：還元糖の定量

　反応性の高い還元糖の末端にあるアノマー水酸基と銅試薬を加熱すると亜酸化銅が生じ，この亜酸化銅を硫酸酸性下でヒ素モリブデン酸塩と反応させて，モリブデン青として比色する。デンプンの酸加水分解により生じた還元糖をソモギー・ネルソン法で定量し，係数0.90を乗ずるとデンプン量が求められる。

酸化第一銅の生成

　還元糖をアルカリ性銅試薬とともに加熱すると2価の銅イオンが次式のように還元されて，赤色の酸化第一銅（Cu_2O）（亜酸化銅）の沈澱を生じる。

$$CuSO_4 + R\text{-}CHO \longrightarrow Cu_2O + 2H_2O + RCOOH$$

　　硫酸銅　　還元糖　　酸化第一銅
　　　　　　　　　　　　（赤色沈澱）

モリブデン青として比色

生じた酸化第一銅を硫酸酸性下でヒ素モリブデン酸塩と反応させて，モリブデン青として比色する。

$$Cu_2O + H_2SO_4 \longrightarrow 2Cu^+$$
$$2Cu^+ + MoO_4^{2-} + SO_4^{2-} \longrightarrow 2Cu^{2+} + モリブデン青$$

アルカリ性銅試薬と反応を利用するため，ソモギー変法と同様にアルカリ度と加熱時間の間に密接な関係がある。また酸化第一銅の空気酸化を防ぐため反応容器として，口径のそろった試験管にガラス玉でふたをする必要がある。

準備するもの

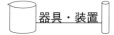

① 試験管
② ピペット
③ ボルテックスミキサー
④ 湯せん
⑤ 分光光度計

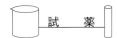

① 銅試薬

　A 液：硫酸銅（$CuSO_4 \cdot 5H_2O$）15 g を純水で溶解し 100 mL とする。

　B 液：無水炭酸ナトリウム（Na_2CO_3）25 g，酒石酸ナトリウムカリウム（$C_4H_4KNaO_6 \cdot 4H_2O$）25 g，炭酸水素ナトリウム（$NaHCO_3$）20 g，無水硫酸ナトリウム（Na_2SO_4）200 g を純水で溶解し 1 L とする。使用直前に A 液 1 mL，B 液 25 mL の割合で混和し，銅試薬として用いる。A 液は 25℃ 以上で保存。

② ネルソン試薬：モリブデン酸アンモニウム（$(NH_4)_6Mo_7O_{24} \cdot 4H_2O$）25 g を純水 900 mL に溶解し，これに濃硫酸（H_2SO_4）42 g および純水 50 mL に溶解したヒ酸水素二ナトリウム（$Na_2HAsO_4 \cdot 7H_2O$）3 g を加え，純水で 1 L とする。

プロトコール

① 試験管に試料溶液（還元糖として 10〜100 μg 含む）1.0 mL 取り，銅試薬 1.0 mL を加え，緩やかに撹拌する*。

*激しく撹拌すると，銅試薬が空気中の酸素と反応するので穏やかに行う

※試料中の還元糖量はあらかじめ作成した検量線より求める。

※デンプンの定量では，デンプンを酸加水分解した糖溶液中に含まれる還元糖量をソモギー・ネルソン法により求める。このとき，検量線はブドウ糖溶液で作成したものを用いる。

② ガラス玉で試験管にふたをし，沸騰湯浴中で10分間保つ。
③ 流水下で急冷後，ネルソン試薬1.0 mLを加え，炭酸ガスが出なくなるまで充分撹拌し酸化第一銅を溶かし発色させる。
④ 純水7.0 mLを加え撹拌した後，室温で15分間放置する。
⑤ 660 nmにおける吸光度を測定する。

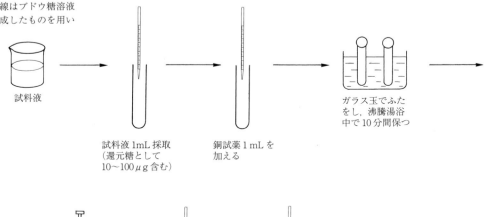

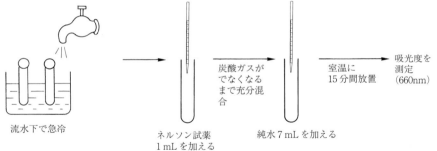

検量線の作成

　試料溶液中の還元糖含量は、還元糖標準溶液を用いてあらかじめ作成しておいた検量線から求める。

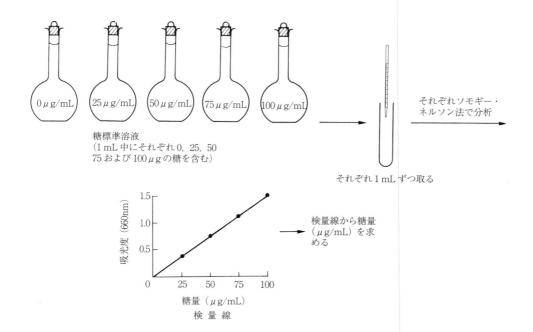

結果算出法

試料中のデンプン量は次式によって算出する。

デンプン（％） = A × 0.90 × D × 100／S

A：ブドウ糖を標準液として検量線を作成したソモギー・ネルソン法より求めた糖量（g）
D：希釈倍率
S：試料採取量
0.90：デンプンとブドウ糖の分子量比

$$\frac{(C_6H_{10}O_5)_n の分子量}{(C_6H_{12}O_6)_n の分子量} = \frac{162 \times n}{180 \times n}$$

（ⅱ）フェノール・硫酸法：全糖量

　糖を強酸と反応させると糖は脱水されてフルフラール誘導体を生成する。このフルフラールはフェノール類や芳香族アミン類と反応して呈色物質を生じる。フェノール・硫酸法は糖の種類によらず加水分解がおこり，加水分解により生じた単糖は脱水してフルフラールを生成するので，一般的に糖類に共通の呈色反応として全糖量の測定法として使われている。

　デンプンを硫酸と反応させるとグルコースが生成し，グルコースは硫

酸と反応し脱水されてヒドロキシメチルフルフラールとなる。このフルフラール誘導体はフェノールと反応して黄色～褐色に呈色する。

準備するもの

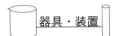

① 長試験管
② 分注器
③ ピペット
④ 分光光度計

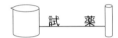

① 5%フェノール溶液：フェノールに純水を加え，5%溶液を調製する。フェノールが固体となっている場合は，40℃程度に加温して溶解させてから秤量するとよい。
② 濃硫酸

プロトコール

① 長試験管に試料 0.5 mL とフェノール試薬 0.5 mL を加え，混和する。
② 分注器を用いて濃硫酸 2.5 mL を勢いよく加える（液面に直接あたるように入れる）。
③ 室温に 20 分間放置する（濃硫酸は発熱反応を伴うので，注意して取り扱う）。
④ 撹拌後，さらに 10 分間室温放置する。
⑤ 490 nm における吸光度を測定する。

※試料中の全糖量はあらかじめ作成した検量線より求める。

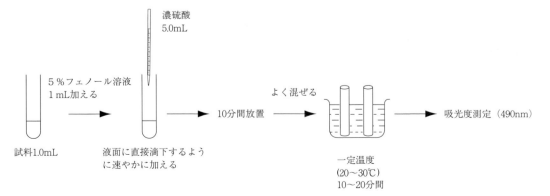

（iii）形状の観察

　デンプン粒は植物の種類によりその大きさや形状が異なる。そこで，顕微鏡にて各種デンプン粒を観察し，大きさおよび形状について比較検討を行う。

準備するもの

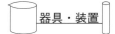

① ワッセルマン
② キャピラリーピペット
③ フライドグラス
④ カバーグラス
⑤ マニキュア
⑥ ロ紙
⑦ 光学顕微鏡

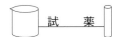

① 0.05％ヨウ素溶液：10％ヨウ化カリウム（KI）を含む1％ヨウ素（I_2）溶液を作成し，使用時に純水で200倍希釈して実験に用いる。希釈は用事調整とし，遮光保存する。

プロトコール

観察試料の調製

① 少量のデンプンをワッセルマンに採取し，5 mLのヨウ素溶液を加え激しく懸濁する。
② 少量をスライドグラスに滴下し，カバーグラスを空気が残らないようにかぶせる。
③ 余分な水をロ紙にて除去した後，マニキュアにて四方をコーティングする。

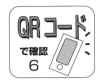

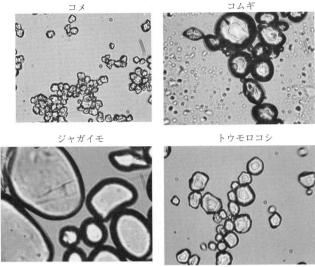

図3-4　形状の観察

顕微鏡観察

① オキュラーミクロメーターを接眼レンズ内に装填する。
② ステージにオブジェクトミクロメーターを固定する。
③ 接眼レンズを回転させ，オキュラーミクロメーターの目盛とオブジェクトミクロメーターの目盛が平行になるよう位置を調整する。
④ オブジェクトミクロメーターの目盛り*が，オキュラーミクロメーターの何目盛に相当するかを測定する。
⑤ 次に，オブジェクトミクロメーターをはずして試料のスライドグラスを交換し，200倍〜400倍にて観察する。
⑥ デンプンの大きさをオキュラーミクロメーターを用いて測定する。

＊オブジェクトミクロメーターの1目盛りは10μmである。

3-2-2　アミロースとアミロペクチンのヨウ素呈色

デンプンはヨウ素と結合し，デンプン・ヨウ素複合体を形成する。その形成によって赤紫から青色を呈するが，デンプン・ヨウ素複合体の色調はデンプン分子の鎖長（α-1,4結合による重合部）に影響され，鎖長が長くなるにしたがい吸収波長が長波長を示す。

アミロースは60℃程度の温度で可溶化し，アミロペクチンは同温度では溶解しない。

本実験では，デンプンよりアミロースとアミロペクチンを完全に分離することは容易ではない。そこで，本実験ではアミロペクチンは市販のモチデンプン（コメ）を用いる。

(i) アミロースの抽出

デンプンを糊化温度よりもわずかに高い温度の水で処理すると，直鎖状のアミロース，特に低分子アミロースが優先的に溶け出してくことを利用して，アミロースの抽出を行う。

準備するもの

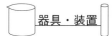

① スクリューキャップ付試験管
② 恒温槽
③ 遠心分離機

プロトコール

① スクリューキャップ付試験管にデンプン 100 mg を採取する。
② 純水 30 mL を加え，70℃にて 60 分間加熱する。
③ 遠心分離（4,500 rpm，15 分間）にて可溶性画分（アミロース）を分取する。

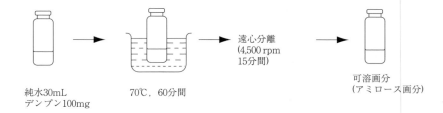

(ii) ヨウ素呈色のスペクトル測定

アミロースとアミロペクチンはヨウ素との作用性が異なることから，ヨウ素呈色の色調がことなる。ヨウ素呈色度の違いを吸光スペクトル測定により比較する。

準備するもの

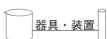

① 100 mL 容メスフラスコ
② メスピペット
③ 分光光度計

④　湯せん

試薬の調製

① 0.01％ヨウ素溶液：10％ヨウ化カリウム（KI）を含む1％ヨウ素（I_2）溶液を作成し，使用時に純水で1000倍希釈して実験に用いる．希釈は用事調整とし，遮光保存する．
② 2.5 N 水酸化ナトリウム溶液：水酸化ナトリウム（分子量 39.997, 1 N）を純水に溶解し，2.5 N 溶液を調製する．
③ 1 M 塩酸溶液：純水に塩酸（分子量 36.46）を加え，1 M 溶液を調製する．

プロトコール

① アミロース溶液の調製：抽出したアミロース溶液を100 mL 容メスフラスコにとり，水酸化ナトリウム溶液2 mL を加える．塩酸溶液5 mL を加え中和し，純水にて定容する．
② アミロペクチンの調製：モチデンプン100 mg を精秤し，100 mL 容メスフラスコに採る．純水30 mL を加えて湿潤させた後，水酸化ナトリウム溶液2 mL を加え，完全に溶解するまで湯浴上で加温する．溶解後，塩酸5 mL を加え中和し，純水にて定容する．
③ アミロース溶液10 mL，アミロペクチン溶液20 mL をそれぞれ100 mL 容メスフラスコに分取し，ヨウ素溶液1.0 mL を加えて，純水にて定容する．
④ 500, 550, 600, 700, 800 nm における吸光度を測定する．なお，ヨウ素1 mL を純水にて100 mL に定容したものをブランクとする．

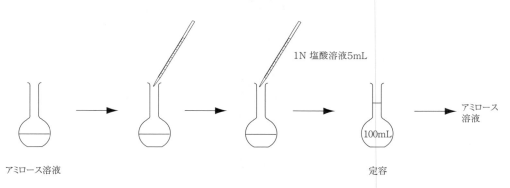

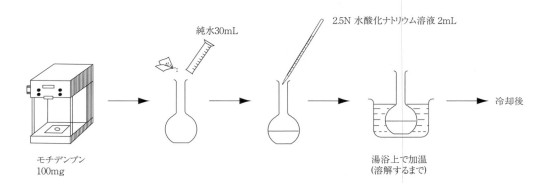

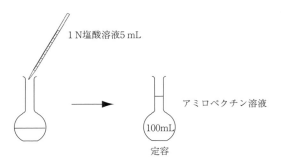

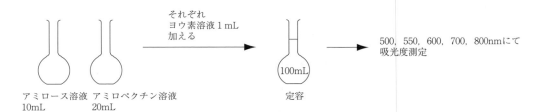

（ⅲ）アミロース含量の測定

アミロースはヨウ素呈色が青色を呈し，濃度依存的な呈色反応であることからその存在量を知ることができる。しかし，この方法は簡便であるが，ヨウ素呈色の吸光度がアミロース濃度に，吸収波長は鎖長により影響される。このため各種分子鎖長のアミロースが混在する天然デンプンでは，正確なアミロース含量を測定することは困難である。

準備するもの

器具・装置

① 100 mL 容メスフラスコ
② 恒温槽
③ メスピペット
④ 分光光度計
⑤ 長試験管

試薬の調製

① 0.2％ヨウ素溶液：10％ヨウ化カリウム（KI）を含む1％ヨウ素（I_2）溶液を作成し，使用時に純水で5倍希釈して実験に用いる。希釈は用事調整とし，遮光保存する。
② 2.5 N 水酸化ナトリウム溶液
③ 1 N 塩酸溶液
④ アミロース溶液：アミロース 100 mg を精秤し，100 mL 容メスフラスコに採取し，これに純水 10 mL を加えて湿潤させた後，2.5 N 水酸化ナトリウム溶液を 2 mL を加え溶解するまで湯浴上で加熱する。冷却後，1 N 塩酸溶液 5 mL を加え中和し，純水にて定容する。
⑤ アミロペクチン溶液：アミロペクチン 100 mg を精秤し，アミロースと同様に調製する。

プロトコール

① 試料デンプン 100 mg を精秤し，100 mL 容メスフラスコに採取する。
② これに純水 10 mL を加え分散，湿潤させた後，2.5 N 水酸化ナトリウム溶液 2 mL を加え，完全に溶解するまで沸騰水浴中にて加熱する。時々，撹拌すると溶解しやすい。

③ 室温にて冷却後, 1N 塩酸溶液 5 mL を加え中和し, 純水にて定容する。
④ 定容液 1 mL を長試験管にとり, ヨウ素溶液 1 mL と純水 8 mL を加え, よく混合する。
⑤ 660 nm における吸光度を測定する。

比率の異なるアミロースとアミロペクチン溶液の混合液（アミロース：アミロペクチン＝0：1, 1：4, 2：3, 4：1）を調製し, 試料液と同様に測定を行い検量線を作成する。検量線より, 試料中のアミロース含量を求める。ブランクは試料溶液の代わりに純水を用いたものを用いる。

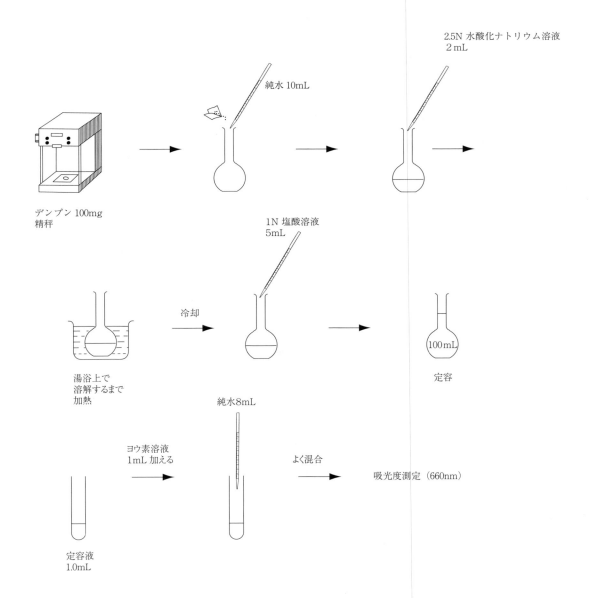

表3-2 アミロース含量の測定

	吸光度	ブランク	アミロース含量（％）
小麦	0.913	0.718	39.32
じゃがいも	0.510	0.315	21.68
とうもろこし	0.807	0.612	34.68
米	0.610	0.415	26.06

（iv）デンプン糊の性状（硬さと粘性）

　デンプンの種類によって糊の性状（硬さと粘り）は異なる。デンプンに含まれるアミロース分子は多くの化合物と強い相互作用性を持っており，相互作用することでデンプン糊の性状にも違いがみられることから，その差異を観察する。

準備するもの

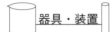

① 長試験管
② メスピペット
③ ガラス玉
④ 湯せん

器具・装置

① 0.2 M 水酸化ナトリウム溶液
② 0.03％チモールブルー・エタノール（95％）溶液
③ 2％リノール酸ナトリウム溶液*

* 乳化剤

プロトコール

① 試料 150 mg を長試験管に採取し，チモールブルー溶液 0.2 mL を加え湿潤させる。
② 0.2 M 水酸化ナトリウム溶液 2 mL を加えよく混合する。
③ 純水または 2％リノール酸ナトリウム 1 mL を加えよく混合する。ダマにならないよう，スパーテルなどでよく撹拌する。
④ 試験管をビー玉でふさぎ，沸騰水浴中でデンプンを溶解させる。ボルテックスなどでよく撹拌しながら，完全に糊化させる。
⑤ 室温にて5分冷却する。
⑥ 氷冷20分間した後，テーブルに平らに倒して30分間放置する。
⑦ 青色のゲルの状態を観察するとともに，ゲルの全長を測定する。

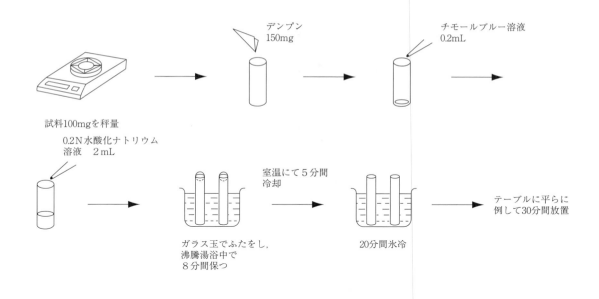

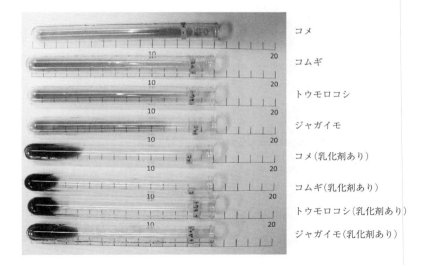

3-2-3　老化とアミラーゼ分解性

　デンプンは高分子化合物で、一度糊化してもそのまま放置すると、老化、すなわち分子の再配列が起こり結晶化して不溶化する。糊化によってデンプンはアミラーゼの作用を受けやすくなるが、老化によりその作用を受けにくくなる。

　本実験では、糊化デンプンと老化デンプンの識別に優れているBAP法（β-アミラーゼ-プルラナーゼ法）にて、デンプンの老化と温度の関係について試験を行う。

BAP法

準備するもの

器具・装置

① スクリューキャップ付試験管
② ホールピペット
③ 湯せん
④ メスピペット
⑤ 恒温槽
⑥ 分光光度計

試薬

① デンプン（コメ，小麦，ジャガイモ，トウモロコシ）
② 酵素液：β-アミラーゼ（大豆由来）は 0.85 mg，プルラナーゼ 8.5 mg を 0.1 M 酢酸緩衝液（pH 6.0）100 mL に溶解する。使用直前まで氷中にて保存する。
③ ソモギー・ネルソン法の試薬

※市販酵素により酵素力価が異なるので，実際の酵素溶液 1 mL 中に β-アミラーゼが 0.04 U，プルラナーゼが 0.17 U となるよう調製する。1 U = 1 分間に 1 μmol のグルコシド結合を分解する力価。

プロトコール

試薬の調製

① スクリューキャップ付試験管にデンプン 10 mg を採取する。
② 純水を 5 ml 添加し，沸騰水浴中で完全に溶解させる。
③ 室温まで冷却した後，1つは4℃にて一晩保存，1つは60℃にて一晩保存する。老化度測定直前にも①，②と同様の方法にて試料を調製する。4℃保存，60℃保存，糊化直後の系三種類の試料を調製する。

老化度の測定

① 試験管に試料液 1 mL を採り，50℃で 5 分間予備加温する。
② 酵素溶液 1mL を加え，50℃にて 30 分間反応を行う。
③ 沸騰水浴中で 5 分間加熱し，反応を停止させる。
④ 反応により生成した還元糖は，適宜試料を純水で希釈しソモギー・ネルソン法にて測定する。検量線よりマルトース生成量を算出する。

※ブランクは沸騰水浴処理直前に酵素溶液を添加し，試験区と同様煮沸処理をしたものを用いる。

※試料により酵素作用が異なること予想されるので，各試料ともソモギー・ネルソン法の検量線の範囲内になるよう，希釈段階を検討することが望ましい。

表 3-3 BAP 法によるデンプン老化度の測定

	直後	60℃	4℃
小麦	100	98.0	92.9
とうもろこし	100	98.4	95.4
じゃがいも	100	92.6	86.1
こめ	100	96.4	88.3

3-3 脂質（油脂）

　油脂（fat and oil）は，これを動植物組織から圧搾あるいは溶剤抽出して不純物を除去したもので，トリアシルグリセロールが約95％以上含有されるため，トリアシルグリセロールと同じ意味に扱われる。他に微量のジアシルグリセロール，モノアシルグリセロール，遊離脂肪酸，ステロール，トコフェロール，色素類を含む。

　採油する原料および物理的状態から図3-5のように分類され，常温（20℃）で液体のものを油（oil），固体のものを脂（fat）という。

　油脂の性質は，融点以外は種類により大きな違いはなく，水に対する溶解度0.1％程度，比重0.9，屈折率1.45〜1.49，発煙点230〜245℃，引火点300〜320℃，発火点370〜400℃である。一方，油脂の理化学的な性質を示すものとして，脂肪酸組成，融点，凝固点などの物理的特徴，酸価，ケン化価，ヨウ素価，過酸化物価，カルボニル化などの化学的特徴があり，以下それぞれの測定法を述べる。

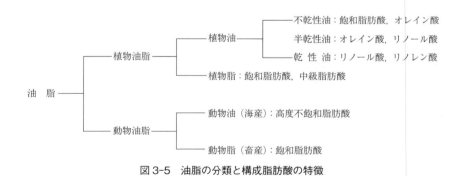

図 3-5　油脂の分類と構成脂肪酸の特徴

(i) 脂肪酸分析（脂肪酸組成）

　脂肪酸は脂質を構成する主要な成分であり，鎖状炭化水素分子の末端がカルボキシル基（-COOH）に置き換わったもので，一般にはR-COOHで表される。天然に存在する脂肪酸の大部分は偶数個の炭素が直鎖状に結合し，炭素数8以下を低級脂肪酸，10〜16を中級脂肪酸，

18以上を高級脂肪酸といい,自然界では炭素数16と18のものが多い。

また,脂肪酸はその炭化水素鎖中の二重結合(不飽和結合)の有無によって飽和脂肪酸(saturated fatty acid)と不飽和脂肪酸(unsaturated fatty acid)とに分けられる。不飽和脂肪酸は,二重結合の数によってモノ-(1個),ジ-(2個),トリ-(3個),テトラ-(4個)エン酸などがあり,ジエン酸以上を多価不飽和脂肪酸といい,さらに,テトラエン酸以上は高度不飽和脂肪酸ともいわれる。

二重結合にはシス型(Z型)とトランス型(E型)の2種の異性体が存在するが,天然の不飽和脂肪酸の二重結合は大部分がシス型である。シス型二重結合の不飽和脂肪酸は二重結合の位置で大きく折れ曲がり,飽和脂肪酸やトランス型不飽和脂肪酸とは大きく形態が異なっている。

脂肪酸は親油性の炭化水素鎖と親水性のカルボキシル基からなり,その物理的性質には炭化水素鎖の炭素数,二重結合数が大きく影響する。炭素数が多くなると相対的に親油的性質が強くなるため,水に対する溶解度は低下する。

融点は炭素数が大きくなると高くなり,二重結合が多くなると低下する。このため不飽和脂肪酸を多く含む油脂は室温で液状(油),飽和脂肪酸を多く含む油脂は室温で固体(脂)となる。また,二重結合数が同じであっても,異性体によって融点が大きく異なり,トランス型の不飽和脂肪酸の融点はシス型の不飽和脂肪酸のそれと比べて高い。

ガスクロマトグラフィーあるいは高速液体クロマトグラフィーによって油脂を構成する脂肪酸を分析し,その組成を求めることができる。本実験では,ガスクロマトグラフィーによる脂肪酸分析について説明する。

準備するもの

器具・装置

① スクリューキャップ付き試験管試験管
② ホールピペット
③ ガスクロマトグラフィー
④ ガスクロマトグラフィー用カラム

試薬の調製

① 5%塩酸-メタノール溶液
② ヘキサン

プロトコール

① スクリューキャップ付き試験管に試料 10 mg を採取する。
② 5％塩酸-メタノール溶液 5 mL を加え，沸騰水浴中で 3 時間加熱して油脂を加水分解し，脂肪酸メチルエステルを調製する。
③ 処理後，ヘキサン 3 mL と純水 2 mL を加え激しく振盪し，脂肪酸メチルエステルをヘキサン層に移行させる。このヘキサン層をガスクロマトグラフィーの試料とする。

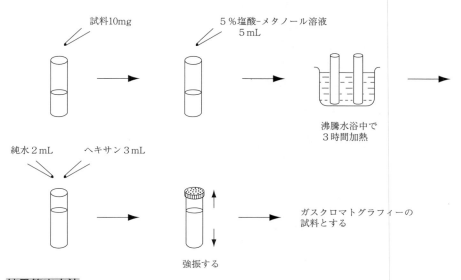

結果算出方法

各脂肪酸の組織（％）：各脂肪酸のピーク面積／ピーク面積の合計×100

〈解析例　大豆油のガスクロマトグラム〉

成　分		絶対溶出時間	相対溶出時間	ピーク面積	組成（％）
溶媒（ヘキサン）	-	1.383	0.00	-	-
パルミチン酸	C16：0	3.852	2.47	67172	11.50
ステアリン酸	C18：0	5.890	4.51	20778	3.56
オレイン酸	C18：1	6.513	5.13	130347	22.32
リノール酸	C18：2	7.750	6.37	328652	56.26
リノレン酸	C18：3	9.143	7.76	37170	6.36
				584119	100

(ⅱ) 融点（Melting Point），凝固点（Congeal point）

　油脂の融点はそれを構成する脂肪酸の融点によって決定され，脂肪酸の炭素数が多いほど，また，二重結合数が少ないほど融点が高い。

　油脂は各種脂肪酸からなる融点の異なる多種類のトリアシルグリセロールの混合物であり，そのため融点は幅広く，明瞭な値を示さない。油脂を構成するトリアシルグリセロールは飽和脂肪酸と不飽和脂肪酸の比によってトリ飽和型（SSS），ジ飽和型（SSU），モノ飽和型（SUU），トリ不飽和型（UUU）に大別でき，融点はそれぞれ45～60℃，30～45℃，0～10℃，0℃以下である。なお理論的には融点と凝固点は同じであるはずだが，実際には異なり，特に油脂のような化学的混合物の場合，両者間には大きな隔たりがあり，融点の方が凝固点より高くなる。

準備するもの

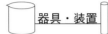

① 試験管
② 温度計

プロトコール

① 溶解した油脂2 mL（約2 g）を試験管に採取する。
② 温度計を挿入して，冷却しながら，油脂の凝固状態を観察し，その温度を記録する。

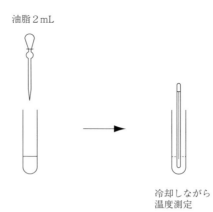

（iii）酸　価　（Acid Value）

　酸価とは，油脂1gに含まれている遊離脂肪酸を中和するのに要する水酸化カリウムのmg数をいう．油脂固有の値ではなく，油脂の精製が不完全な場合や，油脂の保存状態（加水分解や酸敗）によっても変化する値であるので，油脂および油脂を含む食品の品質判定の目安になる．

$$R \cdot COOH + KOH \longrightarrow RCOOK + H_2O$$

準備するもの

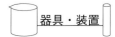

① 200 mL容三角フラスコ
② 駒込ピペット
③ メスシリンダー
④ ビュレット，スタンド

試薬の調製

① エーテル・エタノール混液：エチルエーテル（$C_2H_5OC_2H_5$）2容または1容とエタノール（C_2H_5OH）1容を混合して作る．エーテルの代わりにベンゼンを使ってもよい．
② 1%フェノールフタレイン指示薬
③ 0.1N　アルコール性水酸化カリウム標準液：水酸化カリウム（KOH）6.5gを5mLの純水に溶解し，95％エタノール（C_2H_5OH）で1Lとする．規定度係数を求めておく．

プロトコール

① 試料5～10g（試料の推定酸価5以下の場合は20g, 30以上の場合は2.5g）を200mL容三角フラスコに精秤する（本試験）．
② エーテル・エタノール混液100mLを加えて溶解させる．
③ 1%フェノールフタレイン指示薬2～3滴を加えて，0.1Nアルコール性水酸化ナトリウム溶液を迅速に滴加する．溶液の微紅色が1分間続いた点を終点とする．
④ 試料を加えないでその他はまったく同様にして，空試験を行う．

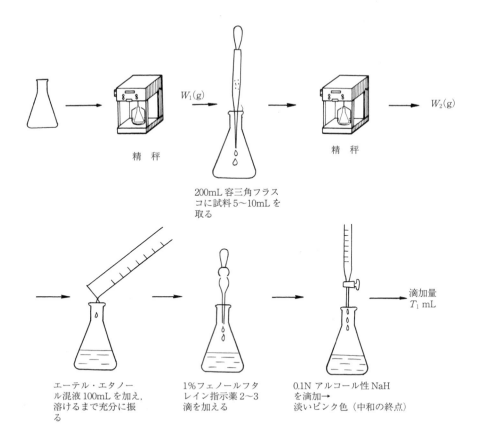

結果算出法

試料の酸価は次式によって算出する。

$$\text{酸価} = \frac{5.611 \times (T_1 - T_0) \times F}{S}$$

T_1：本試験に対する0.1Nアルコール性水酸化カリウム標準溶液の滴加量（mL）

T_0：空試験に対する0.1Nアルコール性水酸化カリウム標準溶液の滴加量（mL）

F：0.1Nアルコール性水酸化カリウム標準溶液の規定度係数

5.611：0.1Nアルコール性水酸化カリウム標準溶液1mLに含まれるKOHのmg数

S：試料採取量（g）（$S = W_2 - W_1$）

(iv) ケン化価 （Saponification Value）

　脂質をアルカリ性のアルコール溶液中で加熱すると加水分解され，脂肪酸のアルカリ金属塩，すなわち石ケンを生じ，この反応をケン化という。

　ケン化価とは，油脂1gを完全にケン化するのに要する水酸化カリウムのmg数をいう。ケン化価は油脂の大きさ，すなわち油脂を構成する脂肪酸の炭素数に由来することから，油脂を構成する脂肪酸の平均分子量を知る目安になり，油脂固有の値を示す。

$$
\begin{array}{c}
CH_2OCOR \\
| \\
CH_2OCOR \\
| \\
CH_2OCOR
\end{array}
+ 3KOH \xrightarrow{\text{ケン化}}
\begin{array}{c}
CH_2OH \\
| \\
CHOH \\
| \\
CH_2OH
\end{array}
+ 3RCOOK
$$

　　　　　油脂　　　　　　　　　　グリセリン　脂肪酸カリウム

表3-3　ケン化価

	ラード	オリーブ油	大豆油	パーム油	空試験
試料重量（1g）	1.00 g	1.00 g	1.00 g	1.00 g	
滴定量	10.7 mL	10.4 mL	10.3 mL	10.0 mL	17.6 mL
ケン化価	193.57	201.99	204.79	213.21	
理論値	193〜202	185〜197	188〜196	196〜210	
	869.58	833.33	821.93	789.48	
	277.19	265.11	261.31	250.49	
	C16	C18：1 主体	C18：1	C16	
	C18：1 主体		C18：2 主体	C18：1 主体	
	C16（パルミチン酸）		C18：1（オレイン酸）	C18：2（リノール酸）	

準備するもの

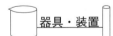

① スクリューキャップ付き遠沈管（ガラス製）
② 200 mL 容三角フラスコ
③ 20 mL ホールピペット
④ メスピペット
⑤ ビュレット
⑥ 湯せん

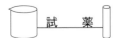

① 0.5 N 塩酸（HCl）標準液：塩酸（HCl）44 mL を純水に加えて1 L

とする。規定度係数を求めておく。

② 0.5 N アルコール性水酸化カリウム（KOH）溶液：水酸化カリウム（KOH）33 g を 20 mL の純水に溶解し，これに 95％エタノール（C_2H_5OH）を加えて 1 L とする。

③ 1％フェノールフタレイン指示薬：フェノールフタレインにエタノールを溶解し，1％溶液を調製する。

プロトコール

① スクリューキャップ付き遠沈管に試料 1 g を精秤する。
② 0.5 N アルコール性水酸化カリウム溶液 20 mL をホールピペットで加える。（本試験）液面の位置を油性マジックで線をつけておく。
③ 沸騰水浴中で 30 分間ときどき振とうしながら加熱する。また，液量が減少したら加熱前の液量までエタノールを追加する。
④ ケン化後，放冷した試料を 200 mL 容三角フラスコに移し，フェノールフタレイン 1 mL を加え，混合する。
⑤ 0.5N 塩酸標準液をビュレットに移し，試料の滴定を行う。ケン化に用いられなかった水酸化カリウムを塩酸で中和滴定している。終点は溶液の赤色が完全に消失したとき。
⑥ 試料のみを加えず，他はまったく同様にして空試験を行う。

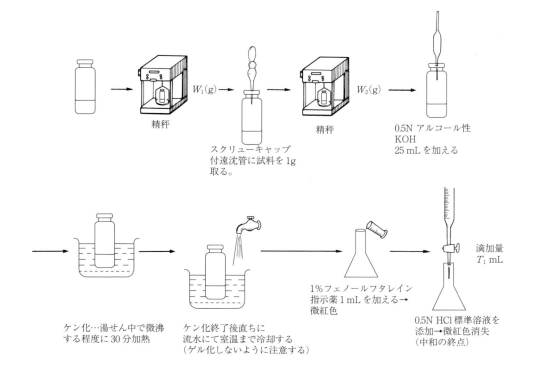

結果算出方法

> ケン化価
>
> $$\text{ケン化価} = 28.05 \times (T_0 - T_1) \times F$$
>
> T_1：本試験に対する0.5 N塩酸標準溶液の滴加量（mL）
> T_0：空試験に対する0.5 N塩酸標準溶液の滴加量（mL）
> F：0.5 N塩酸標準溶液の規定度係数
> S：試料採取量（g）
> 28.05：0.5 N塩酸標準溶液1 mLに相当する水酸化カリウムのmg数

トリアシルグリセロール（TG）の平均分子量

　TGの平均分子量 = 168324 ／ ケン化価

　168324：水酸化カリウムの分子量×3×1000

脂肪酸の平均分子量

　脂肪酸の平均分子量 ＝（TGの平均分子量−グリセリンの分子量）／3

　グリセリンの分子量：38.01

（v）ヨウ素価（Iode Value）：ウィイス法

　ヨウ素価とは，油脂にハロゲンを作用させた場合吸収されるハロゲンの量をヨウ素に換算し，油脂100 gに対するg数で表したものをいう。ヨウ素（I），臭素（Br），塩素（Cl）などのハロゲンは油脂中の不飽和結合の部分に定量的に付加されるので，ヨウ素価は脂肪酸の不飽和度に比例する。

$$\begin{array}{c}\text{H H H H}\\|\ |\ |\ |\\-\text{C}-\text{C}=\text{C}-\text{C}-\\|\quad\quad\quad|\\\text{H}\quad\quad\quad\text{H}\end{array} + \text{ICl} \longrightarrow \begin{array}{c}\text{H H H H}\\|\ |\ |\ |\\-\text{C}-\text{C}-\text{C}-\text{C}-\\|\ |\ |\ |\\\text{H H Cl H}\\\quad\ \text{I}\end{array}$$

　　　　　　不飽和結合　　ハロゲン化ヨウ素

　過剰に加えられたハロゲン化ヨウ素をヨウ化カリウムの添加によりヨウ素に変え，これをチオ硫酸ナトリウムで滴定し，油脂に吸収されたハロゲン化ヨウ素の量をヨウ素量として表す。

　ヨウ素価は油脂の種類，水素添加の状態，加熱劣化度などの判定の指標になる。植物中ではヨウ素価によって乾性油（130以上：アマニ油，大麻油，キリ油など），半乾性油（90～130：トウモロコシ油，綿実油など）および不乾性油（90以下：ヤシ油，ヒマシ油など）に大別される。

準備するもの

器具・装置

① スクリューキャップ付き遠沈管（ガラス製）
② メスシリンダー
③ 20 mL ホールピペット
④ 安全ピペッター
⑤ 300 mL 容三角フラスコ
⑥ ビュレット

試薬

① 1％デンプン溶液：可溶性デンプン 1 g を 100 m の純水に加温溶解する。
② 10％ヨウ化カリウム溶液：ヨウ化カリウム（KI）10 g を純水 90 mL に溶解する。
③ 0.1 N チオ硫酸ナトリウム標準溶液：チオ硫酸ナトリウム（$Na_2S_2O_3・5H_2O$）25 g を純水に溶解し，1 L とする。正確に規定度係数を次のように求めておく。
0.1 N ヨウ素酸カリウム標準液（ヨウ素酸カリウム（KIO_3）を 180℃で約1時間乾燥し，その 3.5669 g を精秤し純水に溶解して1 L とする）25 mL を正確にホールピペットを用いて三角フラスコに採取し，ヨウ化カリウム 2 g と濃硫酸 2 mL を加えてよく混合して，ビュレットから 0.1 N チオ硫酸ナトリウム標準液を滴加し，溶液が淡黄色を呈した点で純水 200 mL と 1％可溶性デンプン溶液 1 mL を加え，さらに滴加を続けて青藍色が消えた点を終点とする。NV＝N′V′の式を用いて規定度係数を求める。
④ クロロホルム
⑤ ウィイス試薬：三塩化ヨウ素（ICl_3）7.9 g とヨウ素（I_2）8.9 g を別々にフラスコに採取し，それぞれに氷酢酸（CH_3COOH）を加え，わずかに加温して溶解させた後冷却し，両溶液を振り混ぜてよく混合しさらに氷酢酸を加えて 1 L とする。

プロトコール

① スクリューキャップ付き遠沈管に試料の適量を精秤し，クロロホルム 10 mL を加えよく混合し，完全に溶解する。試料の適量は，魚油，乾性油では 0.1〜0.2 g，半乾性油では 0.2〜0.3 g，不乾性油では

0.3～0.4 g，固体脂では 0.6～1.0 g である。
② ウィイス試薬を正確に 20 mL 添加した後，静かに振とうし暗所に放置（60 分以上）する。ときどき振り混ぜる。
③ 試料を三角フラスコに移したのち，10％ヨウ化カリウム溶液を 20 mL と純水 100 mL を加えて混合する。
④ 0.1 N チオ硫酸ナトリウム標準液を滴加し，溶液が淡黄色を呈したとき，1％可溶性デンプンを 2，3 滴加える。激しく撹拌して，ピンク色が消失し無色になったところが終点である。
⑤ 本試験と並行して，試料のみを除いた空試験を本試験とまったく同様に行う。

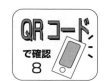

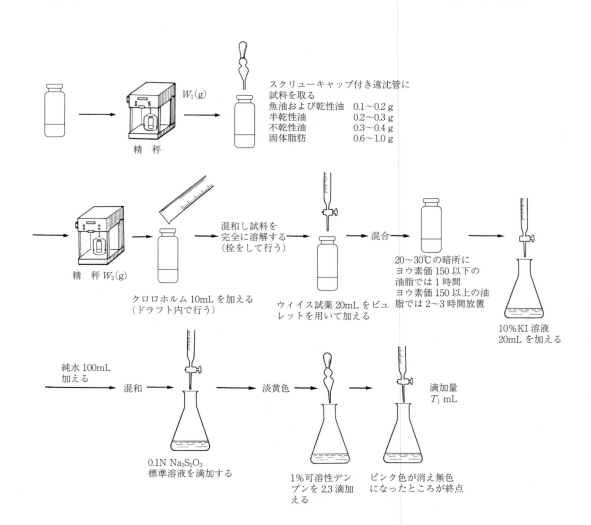

結果算出法

試料のヨウ素価は次式によって算出する。

$$\text{ヨウ素価} = 0.01269 \times (T_0 - T_1) \times F \times 100 / S$$

T_1：本試験に対する 0.1 N チオ硫酸ナトリウム標準液の滴加量（mL）
T_0：空試験に対する 0.1 N チオ硫酸ナトリウム標準液の滴加量（mL）
F：0.1 N チオ硫酸ナトリウム標準液の規定度係数
S：試料採取量（g）
0.01269：0.1 N チオ硫酸ナトリウム標準液 1 mL に相当するヨウ素の g 数

〈分析例〉

	ラード	大豆油	オリーブ油	パーム油	空試験
試料重量（g）	0.9909	0.2009	0.3001	0.4002	
滴定量（mL）	1.4	16.9	18.4	21.7	37.3
ヨウ素価	46.0	128.9	79.7	49.5	
理論値	〜70	130〜138	79〜90	50〜55	

（vi）過酸化物価（Peroxide Value）

　過酸化物価とは油脂にヨウ化カリウムを加えた場合に遊離されるヨウ素を油脂 1 g に対するミリ当量数で表したものをいう。油脂の酸化の初期には，二重結合部分に O_2 が付加して過酸化物価をつくる。過酸化物価はこの部分の O_2 量を測定するもので，油脂の初期段階における酸敗度を示す値である。

$$\cdots CH_2-CH-CH=CH\cdots + 2KI \longrightarrow \cdots CH_2-CH-CH=CH\cdots + I_2 + K_2O$$
$$\qquad\qquad |\qquad\qquad\qquad\qquad\qquad\qquad\qquad |$$
$$\qquad\quad OOH \qquad\qquad\qquad\qquad\qquad\qquad OOH$$

　一般に，値は油脂の酸敗とともに大きくなるが，最高値に達したあとしだいに減少する。試料にヨウ化カリウムを加えると，過酸化物価がヨウ化カリウムと反応してヨウ素を遊離する。そこでこのヨウ素量をチオ硫酸ナトリウム溶液で滴定して定量する。

$$I_2 + 2Na_2SO_2O_3 \longrightarrow Na_2SO_4O_6 + 2NaI$$

準備するもの

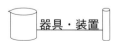

① 共栓付三角フラスコ（200〜300ml 容）
② メスシリンダー

③ ビュレット

試薬の調製

① クロロホルム（$CHCl_3$）
② 氷酢酸（CH_3COOH）
③ ヨウ化カリウム（KI）飽和溶液
④ 1％デンプン溶液
⑤ 0.01Nチオ硫酸ナトリウム標準溶液：チオ硫酸ナトリウム（$Na_2S_2O_3 \cdot 5H_2O$）2.5 g を純水に溶解し，1 L とする。規定度係数を求めておく（(v)ヨウ素価の項参照）。

プロトコール

① 共栓付三角フラスコに試料 1.0～1.2 g を精秤し，これにクロロホルム 10 mL を加えて溶解させる。この場合，試料溶液は透明になるか，かすかに濁る程度でなければならない（本試験）。

② 氷酢酸 15 mL を加えて混合し，さらにヨウ化カリウム飽和溶液 1 mL を加えて栓をし，1 分間激しく振り混ぜた後，5 分間暗所に放置する。

③ 放置後，純水 75 mL を加え，再び栓をして激しく振った後，0.01 N チオ硫酸ナトリウム標準溶液を滴加し，溶液が淡黄色を呈した点で 1％デンプン溶液を 2～3 滴加え，さらに滴定を続け，青藍色が消えた点を終点とする。

④ 試料のみを加えず，他はまったく同様にして空試験を行う。なお，1％デンプン溶液の添加は滴定の終点近くになってから行う。これは吸着によるヨウ素の損失をできるだけ避けるためである。

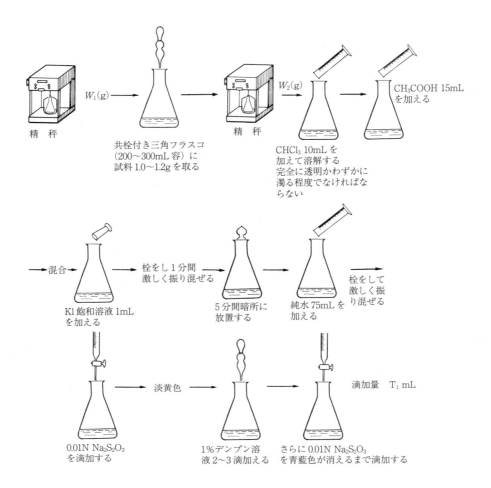

結果算出法

$$過酸化物価 = 0.01 \times (T_1 - T_0) \times F \times 1000 / S$$

T_1：本試験に対する0.01Nチオ硫酸ナトリウム標準液の滴加量（mL）
T_0：空試験に対する0.01Nチオ硫酸ナトリウム標準液の滴加量（mL）
F：0.01Nチオ硫酸ナトリウム標準液の規定度係数
S：試料採取量（g）
0.01：0.01Nチオ硫酸ナトリウム標準液1mLに相当する過酸化物のミリ当量数

（vii） カルボニル価（Carbonyl Value）

　過酸化物は不安定で時間の経過に従い分解され，低分子のカルボニル化合物を生成する。カルボニル価とは，過酸化物価より生成するカルボニル化合物の量を表す値であり，規定の方法で2,4-ジニトロヒドラジ

ンと反応させ，ヒドラゾンとして比色定量を行い，試料油脂1gあたりの440 nmにおける吸光度を表す。

準備するもの

器具・装置

① スクリューキャップ付き試験管
② メスピペット
③ 安全ピペッター
④ 恒温槽
⑤ 分光光度計

試薬の調製

① 1-ブタノール
② 0.05% 2,4-ジニトロフェニルヒドラジン（2,4-DNPH）：2,4-DNPHを50 mgを1-ブタノール100 ml（3.5 ml濃塩酸含む）に溶解する。（用事調整，褐色ビン保存）
③ 8%KOH：KOH 8 gを1-ブタノール100 mlに溶解する。（用事調整）
④ エタノール

プロトコール

① スクリューキャップ付き試験管に試料（50〜100 mg）を精秤し，1-ブタノール1 mLを加え，よく溶解する（本試験）。
② 50℃，10分間加温する。
③ 0.05% 2,4-DNPH溶液1 mLを加え，攪拌後，栓をし50℃で恒温槽にて20分間加温する。
   室温にて放冷した後，8% KOH溶液8 mLを加え混合する。
④ 遠心分離後（3000 rpm，室温，5 min），上澄液を420 nmで測定を行う。
⑤ 試料のみを加えず，他はまったく同様にして空試験を行う。

結果算出法

$$\text{カルボニル価} = \frac{\text{本試験の吸光度(420 nm)} - \text{空試験の吸光度(420 nm)}}{\text{試料採取量(g)}}$$

（1-ブタノール法）

※ベンゼン法に直す場合は上記の式に 0.67 をかける

〈分析例〉

	ラード	パーム	オリーブ	大豆	空試験
吸光度（420 nm）	1.471	1.348	1.474	1.571	
重量（g）	0.053	0.055	0.055	0.049	1.220
カルボニル価	4.73	2.32	4.62	7.16	

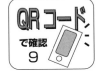

・カルボニル価 40〜50 の油脂は酸化が進み劣化しており，これを使用した食品を食べると腹痛などを引き起こす。

・カルボニル価は，0〜50 の間で評価される。

4章　食品の各種分析

4-1　容量分析法

　容量分析法とは容量を測定することで定量する分析方法で特に滴定法がよく利用される。滴定法は定量しようとする成分を含む試料溶液に既知濃度の適当な試薬溶液（標準溶液）を作用させて，反応が完了するまでに消費した容量を測定し，その化学当量の関係を利用し，求める成分の含有量を算出する方法である。したがって，どちらかの溶液の濃度が正しくわかっている標準溶液でなければならない。この標準溶液の濃度を正しく定める操作を「標定」といい，溶液を滴下して一方の溶液の濃度を正しく求める操作を「滴定」という。滴定では理論的な反応の終結点を「当量点」といい，実験的に定められた反応の終結点を滴定の「終点」という。滴定の終点を知るため，反応が終わった点で溶液の色がはっきりと変化するような指示薬を用いる。

実験結果はこのQRコードで読み取り，下記のマークのある場所で参照してください。

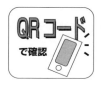

　滴定法には　1）中和滴定法，2）キレート滴定法，3）沈澱滴定法，4）酸化還元滴定法がある。

4-1-1　中和滴定法

　中和滴定法とは酸や塩基あるいは塩の溶液の正しい濃度や純度を決定する場合や，そのそれぞれを定量するのに，中和反応を利用した滴定法である。中和とは酸の有する H^+ と塩基の有する OH^- とが反応して H_2O となる反応である。すなわち

$$H^+ + OH^- \longrightarrow H_2O$$

　この反応の終点において，H^+ 濃度すなわち pH が急激に変化するので，そのときの pH によって変色する指示薬を用いることにより，反応の終了点を正確に知ることができる。

　すなわち，N 規定の酸溶液 V (mL) が，N' 規定の塩基溶液 V' (mL) と中和するとき，酸と塩基の反応する化学当量数は等しいことから

$$N \times \frac{V}{1000} = N' \times \frac{V'}{1000} \quad \therefore \quad NV = N'V'$$

の関係式が成り立つ。したがって一方の溶液の濃度が正確にわかれば滴定値からもう一方の溶液中の溶質量を求めることができる。

A. 中和の指示薬 溶液のpHの変動に応じて特定のpH範囲内で色相を変化させる有機色素で中和滴定の当量点を簡便に知ることができ，この目的に用いられる色相を中和の指示薬という。代表的なものにブロモフェノールブルー（赤pH 3.0～青紫pH 4.6），メチルレッド（赤pH 4.2～黄pH 6.3）フェノールフタレイン（無色pH 8.3～紅pH 10.0）がある。

B. 標準溶液 酸の標準溶液として一般に用いられるものは，塩酸，硫酸があり，塩基の標準溶液としては水酸化ナトリウム溶液がある。

酸の標準溶液の濃度を正確に求めるには，無水炭酸ナトリウムを用い，塩基の場合はシュウ酸がよく用いられる。

（ⅰ）0.1 N 水酸化ナトリウム溶液の作成と標定

酸の濃度を測定するときは，塩基性水溶液での中和滴定により求める方法が一般的である。塩基性水溶液としては，水酸化ナトリウム水溶液を用いる。水酸化ナトリウムは潮解性があり，また空気中のCO_2を吸収して，表面には炭酸ナトリウムが存在するため，精秤しても正確な質量は測定できない。よって，シュウ酸を用いた中和滴定で水酸化ナトリウム水溶液の濃度を決定する。

準備するもの

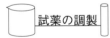試薬の調製

注）NaOHは空気中で溶解し，またCO_2を吸収してNa_3OH_3を作るから手早く操作しなければならない。また溶解に用いる水は，あらかじめ加熱してCO_2を除く。

市販の棒状または粒状の水酸化ナトリウム（NaOH）4.1 gを電子天秤でビーカーを用いて手早く秤取し，水酸化ナトリウムの表面を覆っている白色の炭酸ナトリウム（Na_2CO_3）を手早く水洗して除く。つぎに純水を少量入れ溶解するときの発熱を利用して溶解し，室温になるまで冷却し，1Lのメスフラスコに定量に移し純水で定容する。

0.1 N シュウ酸標準溶液による方法

$$2\,NaOH + C_2O_4H_2 \longrightarrow C_2O_4Na_2 + 2\,H_2O$$

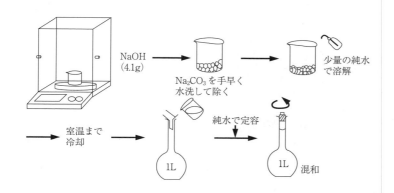

0.1 N シュウ酸標準溶液の作成：市販の特級シュウ酸結晶約 6.3 g（C$_2$O$_4$H$_2$・2 H$_2$O 1 グラム当量 63.032 g）を秤量びんを用いて化学天秤で精秤する。これをビーカーにあけ約 100 mL の純水で溶解し（秤量びん内壁に付着している微粉も全てビーカー内に流し入れ，撹拌棒を使用しながら完全に溶解する），1 L のメスフラスコに定量的に移し標線まで純水を入れ，栓をしてよく混和する。

結果算出法

シュウ酸標準溶液のモル濃度，規定度および規定度係数の求め方

　シュウ酸の秤取量：6.3000 g

　シュウ酸の式量：126.064

$$\text{この場合のモル濃度} = \frac{6.3000 \text{ g}}{126.064 \text{ g/mol}} \div 1 \text{ L} = 0.0499746 \text{ mol/L}$$

一方，シュウ酸の価数は 2 価であるから，この規定度は 2 価 × 0.04997 mol/L = 0.099949 N であり，規定度係数は $\dfrac{\text{実際の規定度}}{\text{理想の規定度}}$ より $\left(\dfrac{0.099949 \text{ N}}{0.1 \text{ N}}\right)$ = 0.9995 である。

プロトコール

① 0.1 N シュウ酸標準溶液 25 mL を正確に三角フラスコに採取する。

② 指示薬として 1% フェノールフタレイン溶液 2 滴を加える。

③ ビュレットから 0.1 N 水酸化ナトリウム溶液を滴下し，絶えず変色に注意し，30 秒間微紅色が消失しない点を終点とする。滴定を 3 回行い，その平均値を水酸化ナトリウム溶液の滴定値とし，水酸化ナトリウム溶液の濃度を算出する。

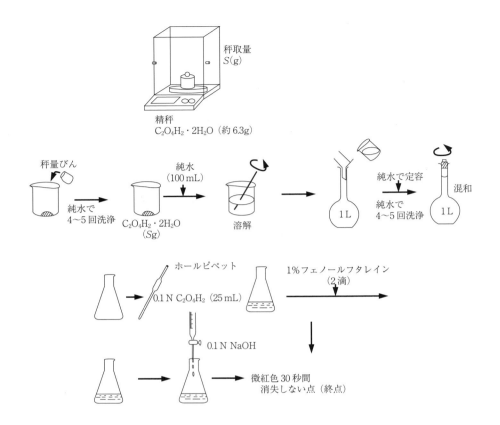

結果算出法

> 0.1 N × 0.1 N NaOH 溶液の規定度係数（F）× 0.1 N NaOH 溶液の滴定値（mL）= 0.1 N × 0.1 N シュウ酸標準溶液の規定度係数（F）× 25.00 mL
>
> この式が変形して
>
> 0.1 N NaOH 溶液の規定度係数（F）=
> $$\frac{25.00 \times 0.1\,\mathrm{N}\,シュウ酸標準溶液の規定度係数}{0.1\,\mathrm{N}\,\mathrm{NaOH}\,溶液の滴定値（\mathrm{mL}）}$$

（ⅱ）食酢中の酢酸の定量

今回は，上記方法で濃度決定した水酸化ナトリウム水溶液を用いた中和滴定によって食酢中の酢酸の濃度を決定する。

$$CH_3COOH + NaOH \longrightarrow CH_3COONa + H_2O$$

準備するもの

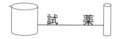

① 0.1 N 水酸化ナトリウム（NaOH）標準溶液
② 1%フェノールフタレイン溶液

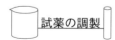

食酢約 10 g を電子天秤で精秤し，これを 100 mL のメスフラスコに定量的に移し標線まで純水を入れ栓をしてよく混合する。

プロトコール

① 希釈食酢 10 mL を正確に三角フラスコに採取する。
② 指示薬として 1%フェノールフタレイン溶液 2 滴を加える。
③ ビュレットから 0.1 N 水酸化ナトリウム標準溶液を滴下し，30 秒間微紅色が消失しない点を終点とする。滴定を 3 回行い，その平均値を求める。

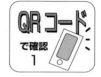

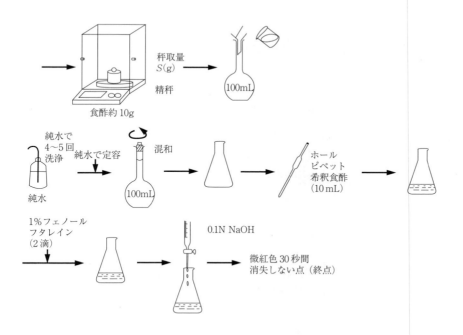

結果算出法

試料中の酢酸量は次式によって算出する。

$$酢酸（\%）= 0.0060 \times V \times F_{NaOH} \times \frac{希釈全液量（mL）}{採取液量（mL）} \times \frac{100}{S}$$

V：0.1 N 水酸化ナトリウム標準溶液の滴定値（mL）
F_{NaOH}：0.1 N 水酸化ナトリウム標準溶液の規定度係数
S：試料の秤取量（g）
0.0060：0.1 N 水酸化ナトリウム標準溶液 1 mL で中和できる酢酸のグラム数

4-1-2 キレート滴定法

　金属イオンにこれと結合して安定な錯塩を形成するような試薬を作用させるときに生ずる配位化合物のうち，特に多座配位化合物をキレート化合物といい，これは中心の金属イオンが外側の有機化合物によってあたかも"かに"のはさみではさまれたような錯塩である。

　このキレート化合物の生成反応は金属イオンによって特定のpH域において定量的に進行する。この性質を利用して，キレート化合物を生成するキレート試薬を標準溶液とし，溶液中に存在する金属イオンを滴定によって定量する方法をキレート滴定という。キレート試薬が金属イオンと反応するとき，ほとんどの場合，金属イオンとキレート試薬の比は1モル：1モルで反応する。

$$\begin{array}{c}
NaOOCH_2C \\
\diagdown \\
N-CH_2-CH_2-N \\
\diagup \\
HOOCH_2C
\end{array}
\begin{array}{c}
CH_2COONa \\
\diagup \\
\\
\diagdown \\
CH_2COO-H
\end{array} + M$$

キレート試薬
（エチレン・ジアミン四酢酸二ナトリウム）　金属イオン

$$\longrightarrow \text{キレート化合物} + 2H^+$$

A．キレート試薬　キレート滴定に用いられるキレート試薬は，エチレンジアミン四酢酸（EDTA）のナトリウム塩が最もよく用いられている。

B．金属指示薬　遊離の金属イオンの有無によって変色する色素を用いて反応の終点を確認し，金属の存在によって変色するので金属指示薬といわれる。表4-1に主な金属指示薬をまとめた。

表 4-1　金属指示薬

指示薬名	対象金属イオン	使用pH	変色	調製法
エリオクロムブラック (EBT)	Mg^{2+}, Ca^{2+}, Se^{3+}, Y^{3+}, 希土類, Mn^{2+}, Zn^{2+}, Cd^{2+}, Hg^{2+}, Ga^{3+}, In^{3+}, Pb^{2+}, Al^{3+}, Fe^{2+}, Fe^{3+}, Ti^{4+}, Co^{2+}, Ni^{2+}, Cu^{2+} 白金鉄	7〜10	赤→青	EBT 0.5 g + 塩酸ヒドロキシアミン 4.5 g を無水アルコールに溶解して 100 mL とする。
1-(2-ヒドロキシ-4-スルホ-1-ナフチルアゾ)-2-ヒドロキシ-3-ナフトエ酸 (NN)	Ca^{2+}	12	赤紫→青	NN 粉末 1 g と硫酸カリウム 100 g を乳鉢で粉砕混合する。褐色びんに保存する。
フタレインコンプレキソン (PC)	Ca^{2+}	10〜11	ピンク→淡紅	PC 0.18 g に ナフトールグリーン 0.02 g 加え濃いアンモニア数滴でこれらを溶解し水で約 100 mL とする。

（ⅰ）0.01 M エチレンジアミン四酢酸二ナトリウム標準溶液の作成と標定

準備するもの

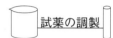

試薬の調製

　特級エチレンジアミン四酢酸二ナトリウム（EDTANa$_2$）約 5 g を電気定温乾燥器（80〜85℃）中で 5〜6 時間乾燥し，デシケーター中で放冷する。乾燥 EDTANa$_2$ 約 3.7 g をあらかじめ秤量びんに秤取し，ビーカーにあけ純水で溶解し，1 L のメスフラスコに定量的に移し標線まで純水を入れ，栓をしてよく混合する。

0.01 M 炭酸カルシウム標準溶液による方法

　炭酸カルシウム標準溶液の調製：分析用炭酸カルシウム（CaCO$_3$）を電気定温乾燥器（105〜110℃）中で 2〜3 時間乾燥し，デシケーター中で放冷する。乾燥 CaCO$_3$ 約 0.1 g を秤量びんに精秤し，ビーカーにあけ純水 20 mL を加え，2 N 塩酸（HCl）1 mL を少しずつ加え，加熱して CO$_2$ を除く。ついで 100 mL のメスフラスコに定量的に移し，標線まで純水を入れ，栓をしてよく混合する。

プロトコール

① 0.01 M 炭酸カルシウム標準溶液 20 mL を正確に三角フラスコに採取する。

② 純水 30 mL を加え，8 N 水酸化カリウム容液 4 mL を加え（約 pH 13）。

③ 指示薬として 1-(2-ヒドロキシ-4-スルホ-1-ナフチルアゾ)-2-ヒドロキシ-3-ナフトエ酸（NN）粉末約 0.1 g を加える。
④ ビュレットから 0.01 M EDTANa₂ 溶液を滴下し，赤紫色から青色に変わった点を終点とする。滴定は 3 回行い，その平均値を滴定値とする。

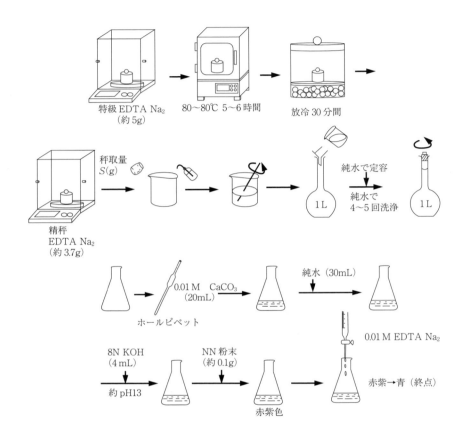

結果算出法

0.01 M 炭酸カルシウム溶液のモル濃度係数（F）は

$$\text{モル濃度係数（F）} = \frac{\text{実際のモル濃度（M）}}{\text{理想のモル濃度（M）}} \quad \cdots\cdots (1)$$

である。

ここで炭酸カルシウムの式量は 100.1 より，モル質量は 100.1 g/mol である。

$$\text{実際のモル濃度（M）} = \frac{\dfrac{\text{炭酸カルシウム秤取量（g）}}{100.1 \text{ g/mol}}}{0.100 \text{ L}} \quad \cdots\cdots (2)$$

$$\text{理想のモル濃度（M）} = 0.01 \text{ M} \quad \cdots\cdots (3)$$

したがって(1)に(2)，(3)を代入すると

$$\text{モル濃度係数（F）} = \frac{\dfrac{\dfrac{\text{炭酸カルシウム秤取量（g）}}{100.1 \text{ g/mol}}}{0.100 \text{ L}}}{0.01 \text{ M}}$$

$$= \frac{\text{炭酸カルシウム秤取量}}{0.1001} \quad \cdots\cdots (4)$$

すなわち(4)の 0.1001 とは

0.1001：0.01 M 炭酸カルシウム溶液 100 mL を調製するのに必要な炭酸カルシウムの g 数

である。

また，0.01 M EDTANa$_2$ 溶液のモル濃度係数（F）は

EDTANa$_2$ 1 モルは Ca 1 モルに対応する（＝をキレートできる）から

※　EDTANa$_2$ + CaCO$_3$ ⟶ EDTACa + Na$_2$CO$_3$

NV＝N'V' が適用できるので

0.01 M×0.01 M EDTANa$_2$ 溶液のモル濃度係数×EDTANa$_2$ 溶液の滴定値（mL）＝0.01 M×0.01 M 炭酸カルシウム標準溶液のモル濃度係数×20.00（mL）

より

0.01 M EDTANa$_2$ 溶液のモル濃度係数（F）＝

$$\frac{0.01 \text{ M 炭酸カルシウム標準溶液のモル濃度係数} \times 20.00 \text{（mL）}}{\text{EDTANa}_2 \text{ 滴定値（mL）}}$$

（ⅱ）水の硬度測定

キレート滴定法の応用操作の1つとして水の硬度測定，すなわち Ca^{2+}，Mg^{2+} の濃度を求める方法を述べる。

水の硬度はその中に含まれる Ca^{2+} と Mg^{2+} 量に対応する炭酸カルシウムの ppm（mg/L）に換算して表される。

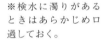

試薬の調製

① 塩化アンモニウム-アンモニア（NH_4Cl-NH_4OH）緩衝液：NH_4Cl 167.5 g を NH_4OH 570 mL に溶解し純水で全量を 1 L とした後，よく密栓して保存する。
② エリオクロムブラックT指示薬：EBT 0.5 g をメチルアルコール 100 mL に溶解した後，褐色びんに密栓して保存する。
③ 0.01 M EDTANa_2 溶液

プロトコール

① 検水 50 mL を正確に三角フラスコに採取する。
② 塩化アンモニウム-アンモニア緩衝液 1 mL を加える。
③ EBT 指示薬 1～2 滴加える。
④ ビュレットから 0.01 M EDTANa_2 溶液を滴下し，溶液の赤味が消えた点を終点とする。

※検水に濁りがあるときはあらかじめ口過しておく。

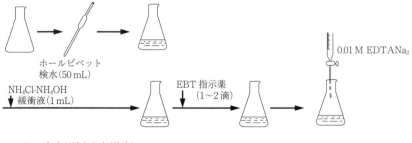

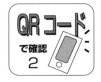

結果算出法

$$硬度（CaCO_3 \text{ ppm}） = 1 \times V \times F_{EDTA} \times \frac{1,000}{50.00}$$

1：0.01 M EDTA Na_2 溶液 1 mL でキレートできる炭酸カルシウムの mg 数
V：0.01 M EDTA Na_2 溶液の滴定値（mL）
F_{EDTA}：0.01 M EDTA Na_2 溶液のモル濃度係数

4-1-3 沈澱滴定法

沈澱滴定法とは，定量しようとする成分と化合して溶解度の小さい沈澱を作る物質の標準溶液を用いて試料溶液と沈澱反応を起こさせ，その沈澱完了の点を求めて定量する方法である。つまり，$A^+ + B^- \rightarrow AB$（沈澱）という反応であり，A^+ または B^- を既知濃度の標準溶液を用い，かつ，その反応の終点を知ることができれば，中和滴定の場合と同様 $NV = N'V'$ の関係式が適用できる。

A. 標準溶液

標準溶液として，一般に硝酸銀溶液が用いられ，この 1 mL に相当する物質量はつぎの表 4-2 に示す通りである。

表 4-2　標準溶液 1 mL に相当する物質量

標準溶液	標準溶液 1 mL に相当する物質量	
	物質名	重量（mg）
0.1 N $AgNO_3$	Cl	3.546
	I	12.693
	NaCl	5.844

B. 反応終点の求め方と指示薬

肉眼で沈澱の終点を知る方法の他，指示薬を用い，過剰沈澱剤が滴下されたとき著しい着色により沈澱の終点を知る方法がある。この方法には

ⅰ）過剰な沈澱剤と有色沈澱を作る指示薬を用いる。
　〈例〉　Cl^- を硝酸銀で滴定するとき，クロム酸カリウムを用いる。
ⅱ）過剰な沈澱剤と可溶性有色物質を作る指示薬を用いる。
　〈例〉Ag^+ をチオシアン化アンモニウムで滴定するとき，Fe^{3+} を用いる。
ⅲ）吸着反応により変色する指示薬を用いる。
　〈例〉Br^- を硝酸銀で滴定するとき，エオシンを用いる。
などがある。

（ⅰ）0.02N 硝酸銀標準溶液の作成と標定

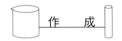 作　成

硝酸銀（AgNO₃）3.4 g を秤取してビーカー内であらかじめ純水で溶解し，1 L とする。褐色びんに入れ，暗所に保存する。

塩化ナトリウム標準溶液による方法（モール法）

$$NaCl + AgNO_3 \longrightarrow \underset{白色}{AgCl\downarrow} + NaNO_3$$
$$2\,AgNO_3 + K_2CrO_4 \longrightarrow \underset{赤褐色}{Ag_2CrO_4\downarrow} + 2\,KNO_3$$

塩化ナトリウム（NaCl）（純度99.99%）約3 g をルツボに取り，250〜350℃で約1時間加熱後，デシケーター中で30分間放冷し，その約1.2 g を秤量びんに精秤し，ビーカーにあけ純水で溶解し，1 L のメスフラスコに定量的に移し標線まで純水を入れ，栓をしてよく混合する。

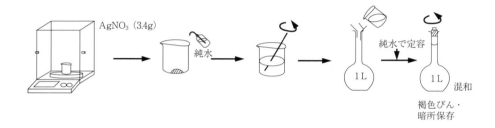

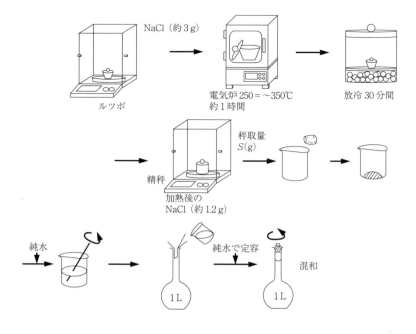

プロトコール

〈本試験〉

① 0.02 N 塩化ナトリウム標準溶液 20 mL を正確に三角フラスコに採取し，純水 80 mL を加えて希釈する。
② 指示薬として 10％クロム酸カリウム溶液 1 mL を加え，よく混合する。
③ 褐色ビュレットから 0.02 N 硝酸銀溶液をクロム酸銀（Ag_2CrO_4）の赤褐色の沈澱を生じるまで滴下する。

〈空試験〉

① 純水 100 mL を三角フラスコに採取する。
② 指示薬として 10％クロム酸カリウム溶液 1 mL を加え，よく混合する。
③ 褐色ビュレットから硝酸銀溶液をクロム酸銀の赤褐色の沈澱を生じるまで滴下する。真の滴定値は，本試験滴定値から空試験滴定値を差し引いて求める。

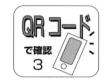

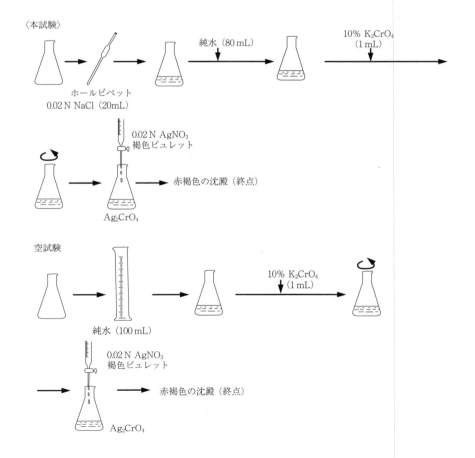

結果算出法

これを変換すると
0.02 N×0.02 N 硝酸銀溶液の規定度係数（F）×0.02 N 硝酸銀溶液の滴定値（mL）＝0.02 N×0.02 N 塩化ナトリウム標準溶液の規定度係数×20.00 mL

$$\text{0.02 N 硝酸銀溶液の規定度係数}（F）=\frac{20.00×\text{0.02 N 塩化ナトリウム標準溶液の規定度係数}}{\text{0.02 N 硝酸銀溶液の滴定値（mL）}}$$

（ⅱ）しょうゆ中の塩化ナトリウムの定量

沈澱滴定法の応用操作の1つとして，硝酸銀によるしょうゆ中の塩化ナトリウムの定量法を述べる。

準備するもの

試　薬

① 0.02 N 硝酸銀（$AgNO_3$）標準溶液
② 10%クロム酸カリウム（K_2CrO_4）溶液

試料溶液の調製

しょうゆ5 mLを秤量びんで精秤し，500 mLのメスフラスコに定量的に移し，標線まで純水を入れ，栓をしてよく混合する。

プロトコール

① 試料溶液5 mLを正確に三角フラスコに採取する。
② 指示薬として10%クロム酸カリウム溶液1 mLを加える。
③ 褐色ビュレットから0.02 N 硝酸銀標準溶液を滴下し，微赤褐色が認められた点を終点とする。

結果算出法

$$\text{塩化ナトリウム}(\%) = 0.00117 \times V \times F_{AgNO_3} \times \frac{500}{5.00} \times \frac{100}{S}$$

0.00117：0.02 N 硝酸銀標準溶液1 mL で沈澱できる塩化ナトリウムのg数
V：0.02 N 硝酸銀標準溶液の滴定値（mL）
F_{AgNO_3}：0.02 N 硝酸銀標準溶液の規定度係数
S：試料秤取量（g）

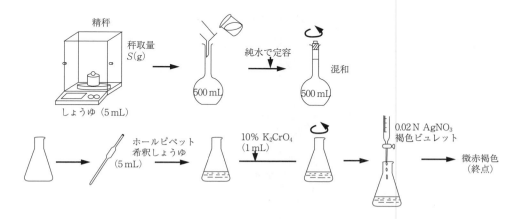

4-1-4　物理化学的分析法

物理化学的分析法とは，光学的にあるいは電気的に，あるいは他の方法により反応の終点を確認したり，特有の物質の含有量を直接測定する方法である。

ここでは光学的に物質を定量する分光分析法について説明する。

分光分析法

溶液を透過する光がどれだけの大きさか，もしくは，溶液が吸収する光がどれだけの大きさかを測定することで，溶液中の目的物質を定量する方法が分光分析法であり，光線の種類（可視光線，紫外線，赤外線など）に応じた分光分析法がある。

目的物質が光を吸収もしくは透過する際の光の強度の増減を表す数値が3つある。

透過度 t とは光がどれだけ透過したかを表し，その百分率が透過率 T である。一方，透過度 t の逆数を常用対数で表したものが吸光度である。

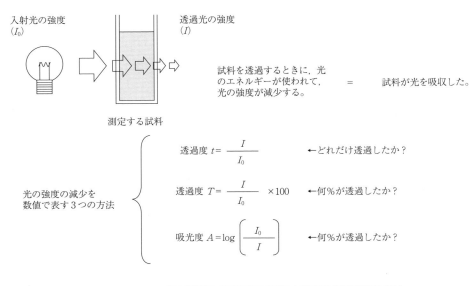

図 4-1 光の吸収と透過

作図参考図書）定金 豊,「イメージから学ぶ分光分析法とクロマトグラフィー ―基礎編理から定量計算まで―」, 京都廣川書店 (2010)

分光分析に用いる分光光度計は, 図 4-2 に示すように, 光源部, 分光部, 試料部, 検出部から成り立っている。

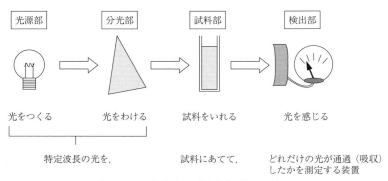

図 4-2 分光光度計（吸光度計）の仕組み

作図参考図書）定金 豊「イメージから学ぶ分光分析法とクロマトグラフィー ―基礎編理から定量計算まで―」, 京都廣川書店 (2010)

光源にはハロゲンランプが通常用いられるが, 近年, 可視光線の光源に発光ダイオード LED を使用したものも多い。分光部はプリズムや回折格子というフィルターを通じて特定の波長の光を選択的に反射もしくは透過させる。試料部はガラス製もしくは石英製などの角形セル（キュ

ベット）に試料溶液を入れる。検出部は試料を透過した光を強度を電流の強度に転換する装置から成る。

分光分析の基本法則はランベルト・ベールの法則に基づいている。

ある層長（光路長）の試料に強さI_0の光が入射し，透過した光の強さがIであった場合，このI_0とIの比（I_0/I）は一定であり，その常用対数である吸光度は，その層長（光路長）に比例する。これをランベルトの法則という。

一方，ある濃度の試料に強さI_0の光が入射し，透過した光の強さがIであった場合，このI_0とIの比（I_0/I）は一定であり，その常用対数である吸光度は，その濃度に比例する。これをベールの法則という。

両者の法則をあわせ，ランベルト・ベールの法則という。

ある物質の濃度が1 mol/Lで層長1 cmのときの吸光度εを，モル吸光係数といい，その物質固有の数値となる。

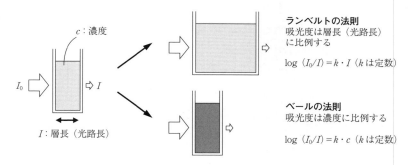

$$A = \varepsilon cl \quad (\varepsilon はモル吸光係数という，単位 L \cdot mol^{-1} \cdot cm^{-1})$$

図4-3　ランベルト・ベールの法則

作図参考図書）定金　豊，「イメージから学ぶ分光分析法とクロマトグラフィー　—基礎編理から定量計算まで—」，京都廣川書店（2010）

4-1-5　鉄の定量法

フェナントロリン比色法

2価の鉄イオンは一定のpH範囲（3〜8）でオルト・フェナントロリン（$C_{12}H_8N_2$）（以下フェナントロリンと略す）と反応して深紅色の錯化合物（$C_{12}H_8N_2)_3Fe$を生じる。

この紅色の強さは鉄イオンの濃度に比例するから，リンと同様に比色定量ができる。感度は非常によく1μgの鉄まで定量でき，また水溶液

の紅色は安定でほとんど温度の影響は受けない。しかし共存する 3 価の鉄イオンはフェナントロリンと反応すると淡黄緑色の錯化合物になるため，定量に際しては還元剤を加えて 3 価の鉄イオンを 2 価の鉄イオンに還元した後，フェナントロリンを加える。本法では，試料分解溶液をクエン酸ナトリウムで pH 3.5 にして紅色を発色させる。

準備するもの

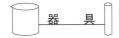

① 25 mL 容メスフラスコ
② 分光光度計

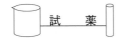

① フェナントロリン（$C_{12}H_8N_2$）溶液：$C_{12}H_8N_2 \cdot HCl \cdot H_2O$ の結晶 0.5 g を純水 250 mL に溶解する。わずかに紅色味を帯びている程度は影響を与えない。冷所に保存すれば長く安定である。
② 1％ヒドロキノン（$C_6H_6O_2$）溶液：$C_6H_6O_2$ 1 g を純水 100 mL に溶解する。毎回調製する。
③ クエン酸ナトリウム（$Na_3C_6H_5O_7$）溶液：$Na_3C_6H_5O_7 \cdot 2H_2O$ 50 g を純水 200 mL に溶解する。沈殿があれば口紙で口過し，冷所に保存する。

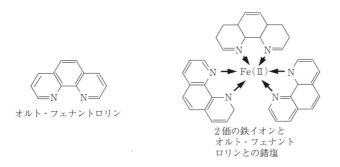

オルト・フェナントロリン

2 価の鉄イオンと
オルト・フェナント
ロリンとの錯塩

④ BPB 指示薬：ブロモフェノールブルー 0.1 g を小さい磁製乳鉢中で 0.05 N NaOH 溶液 3 mL とよく練り合わせ，純水に溶解して 250 mL にする。
⑤ 鉄標準溶液：硫酸第一鉄アンモニウムの結晶（モール塩）（$(NH_4)_2Fe(SO_4)_2 \cdot 6H_2O$）の 0.7021 g を，約 1％塩酸（HCl）溶液に溶解して 1 L とする。この 1 mL は 0.1 mg の鉄を含有する。

プロトコール

① 試料分解溶液 10 mL（鉄として 0.05～0.2 mg）をホールピペットで 25 mL 容メスフラスコに採取し，同じく 10 mL を 50 mL 容三角フラスコに採取する。これは pH 調整のための対照液とする。

② 50 mL 容三角フラスコに PBP 指示薬 4 滴を加え，ビュレットからクエン酸ナトリウム溶液を滴下し，黄色からくすんだ黄緑色に変化した点（pH 3.5）を終点とする。これに要したクエン酸ナトリウム溶液の滴定量を求める。

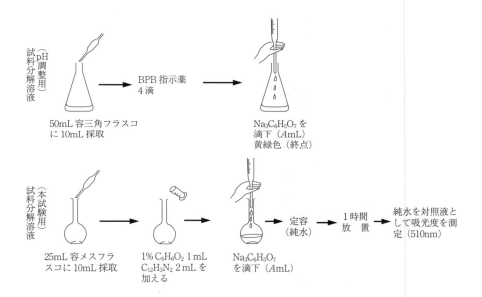

③ 25 mL 容メスフラスコの方にヒドロキノン溶液 1 mL とフェナントロリン溶液 2 mL をメートルグラスで加え，さらに②項で求めたクエン酸ナトリウム溶液量を滴下して純水で定容し，よく振り混ぜる。

④ 20℃以上の温度で 1 時間放置し（この呈色は 48 時間安定）純水を対照液として吸光度を測定する。分光光度計では 510 nm の波長で測定する。

〈検量線の作成〉

① 鉄標準溶液を 1％塩酸溶液で正確に 10 倍に希釈し，その 1，3，5 mL をホールピペットでそれぞれ 25 mL 容メスフラスコと小三角フラスコに採取する。1％塩酸溶液を 9，7，5 mL 加えて 10 mL とする。

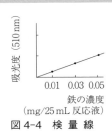

図 4-4　検 量 線

② 前記発色操作と全く同様にして，pH 3.5 で各メスフラスコの溶液を発色させる。同様に吸光度を測定し，図 4-4 のようなグラフを作成する。

結果算出法

> 試料中の鉄量はまず，供試分解溶液 10 mL 中の鉄量を検量線によって求め，ついで次式を用いて，試料 100 g 中の含量を算出する。
>
> $$鉄（mg/100\,g）= W \times \frac{V}{10} \times \frac{100}{S}$$
>
> W：供試分解溶液 10 mL 中の鉄量（mg）
> V：試料分解溶液全量（mL）
> S：試料秤取量（g）

4-2　食品の品質に関わる酵素の活性測定

　食品や食材に含まれる酵素は様々であり，それらの品質に大きな影響を及ぼす。例えば，米に含まれるデンプン分解酵素（アミラーゼ類）は，炊飯する過程で内在デンプンを加水分解して，ご飯の甘味や粘りといった「おいしさ」の発現に大きく寄与することが解明されている。また，大豆発酵食品の味噌や醤油の旨味や香りは麹カビが生産するタンパク質分解酵素（プロテアーゼやペプチダーゼ）や脂肪酸エステル合成酵素（エステラーゼやリパーゼ）によって醸成される。これら酵素の力価を定量化する方法が活性測定であり，食品や食材の酵素活性を測定することで，それらの品質が予測できる。

4-2-1　α-アミラーゼ活性

　デンプン分子内部の α-1,4 グリコシド結合を認識し，マルトースからマルトオリゴ糖，デキストリンなど様々なサイズの反応産物を生成する。1%可溶性デンプンを基質とし，ヨウ素・デンプン反応を利用した Blue-Value 法にて活性を測定する。

準備するもの

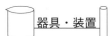

① 試験管
② マイクロピペット
③ 恒温槽

④ 吸光度計
⑤ 氷とバット
⑥ 沸騰水浴
⑦ ガラス玉（沸騰湯浴中で処理するときに試験管のふたに使用）

試薬の調製

① 50 mM 酢酸ナトリウム緩衝液（pH 5.0）：酢酸ナトリウム三水和物（分子量 136.08）を純水に溶解させ，50 mM 溶液を調製する。酢酸（氷酢酸 17 M）に純水を添加し，50 mM 溶液を調製する。50 mM 酢酸ナトリウム溶液に少量ずつ 50 mM 酢酸溶液を添加し，pH 5.0 となるよう調整する。
② 1％可溶性デンプン溶液：可溶性デンプンに純水を加え，加温しながら完全に溶解させ 1％溶液となるよう調製する。
③ 酵素溶液：市販 α-アミラーゼを 50 mM 酢酸ナトリウム緩衝液で溶解して適当な濃度に調製する。酵素溶液は使用直前まで氷中にて保持する。
④ 0.01％ヨウ素液：10％ヨウ化カリウム（KI）を含む 1％ヨウ素（I_2）溶液を作成し，使用時に純水で 100 倍希釈して実験に用いる。希釈は用事調製とし，遮光保存する。

プロトコール

① 試験管に酵素溶液 0.25 mL を採る。
② 分注した酵素溶液と 1％可溶性デンプンを別々にプレインキュベート（37℃，5 分間）する。
③ 酵素液に 1％可溶性デンプンを 0.25 mL 加えて混合し，酵素反応を開始する。
④ インキュベート（37℃，30 分間）を行う。
⑤ 沸騰湯浴中で 10 分間処理し，酵素反応を停止させる。
⑥ 0.01％ヨウ素溶液 0.5 mL を加え撹拌する
⑦ 670 nm における吸光度を測定する。ブランクは可溶性デンプン溶液を加えずに反応を行い，反応停止後に可溶性デンプン溶液を加える。

※酵素単位はデンプンの Blue-Value を 37℃，1 分間に 10％低下させる力価を 1 単位（U）とする。

$$酵素液 α\text{-アミラーゼ}(U/mL) = \frac{\text{ブランク吸光度} - \text{テスト吸光度}}{\text{ブランク吸光度}} \times 0.1 \times 100(\text{％に換算}) \times \frac{1 \text{分間}}{30 \text{分間}} \times \frac{1.00 \text{ mL}}{0.25 \text{ mL}}$$

4-2-2　β-アミラーゼ活性

デンプンの非還元末端よりマルトース単位で α1,4-グリコシド結合を

加水分解する。デンプンのアミロペクチンに対しては α-1,6 グリコシド結合の分岐点付近で酵素反応が停止し，β-リミットデキストリンを残す。1％可溶性デンプンを基質として，反応産物であるマルトース量をソモギー・ネルソン法にて定量する。

準備するもの

器具・装置

① 試験管
② マイクロピペット
③ 恒温槽
④ 吸光度計
⑤ 氷とバット
⑥ 沸騰水浴
⑦ ガラス玉（沸騰湯浴中で処理するときに試験管のふたに使用）

試薬の調製

① 50 mM 酢酸ナトリウム緩衝液（pH 5.5）：酢酸ナトリウム三水和物（分子量 136.08）を純水に溶解させ，50 mM 溶液を調製する。酢酸（氷酢酸 17 M）に純水を添加し，50 mM 溶液を調製する。50 mM 酢酸ナトリウム溶液に少量ずつ 50 mM 酢酸溶液を添加し，pH 5.5 となるよう調整する。
② 1％可溶性デンプン溶液：可溶性デンプンに純水を加え，加温しながら完全に溶解させ 1％溶液となるよう調製する。
③ 酵素溶液：市販 β-アミラーゼを 50 mM 酢酸ナトリウム緩衝液で溶解して適当な濃度に調製する。酵素溶液は使用直前まで氷中にて保持する。
④ ソモギー・ネルソン法：銅試薬およびネルソン試薬はソモギー・ネルソン法（p.84）を参照のこと。

プロトコール

① 試験管に酵素溶液 0.25 mL を採る。
② 分注した酵素溶液と 1％可溶性デンプンを別々にプレインキュベート（37℃，5 分間）する。
③ 酵素液に 1％可溶性デンプンを 0.25 mL 加えて混合し，酵素反応を開始する。
④ インキュベート（37℃，30 分間）を行う。

⑤ 沸騰湯浴中で，10分間処理し，酵素反応を停止させる。
⑥ アルカリ銅試薬 0.5 mL を加え軽く混和する。
⑦ 沸騰水浴にて 10 分間加熱する。
⑧ 流水にて水冷した後，ネルソン試薬 0.5 mL を加え炭酸ガスが出なくなるまで充分混合する。
⑨ 室温にて 15 分放置する
⑩ 純水 2.5 mL を加え撹拌した後，660 nm における吸光度を測定する。ブランクは 1％可溶性デンプン溶液を加えずに反応を行い，反応停止後に 1％可溶性デンプン溶液を加える。

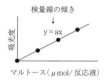

$$酵素液 \beta\text{-アミラーゼ（U/mL）} = \frac{\text{テスト吸光度}-\text{ブランク吸光度}}{a（検量線の傾き）} \times \frac{1\text{分間}}{30\text{分間}} \times \frac{1.00\text{ mL}}{0.25\text{ mL}}$$

※反応液中のマルトース量はあらかじめマルトース標準溶液を用いて作成しておいた検量線から求める。酵素単位はデンプンよりマルトースを 37℃，1分間に 1 μmol 生成させる力価を 1 単位（U）とする。

4-2-3　グルコアミラーゼ活性

デンプンやマルトオリゴ糖などの非還元末端のグルコースを認識してα-グルコースを生成する反応を触媒する。α-1,4 および α-1,6- グリコシド結合を認識し，加水分解反応を触媒する。

準備するもの

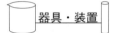

① 試験管
② マイクロピペット
③ 恒温槽
④ 吸光度計
⑤ 氷とバット
⑥ 沸騰水浴
⑦ ガラス玉（沸騰湯浴中で処理するときに試験管のふたに使用）

試薬の調製

① 50 mM 酢酸ナトリウム緩衝液（pH 5.0）：酢酸ナトリウム三水和物（分子量 136.08）を純水に溶解させ，50 mM 溶液を調製する。酢酸（氷酢酸 17 M）に純水を添加し，50 mM 溶液を調製する。50 mM 酢酸ナトリウム溶液に少量ずつ 50 mM 酢酸溶液を添加し，pH 5.0 となるよう調整する。
② 1％可溶性デンプン溶液：可溶性デンプンに純水を加え，加温しながら完全に溶解させ 1％溶液となるよう調製する。

③ 酵素溶液：市販グルコアミラーゼを 50 mM 酢酸ナトリウム緩衝液で溶解して適当な濃度に調製する。酵素溶液は使用直前まで氷中にて保持する。

④ ソモギー・ネルソン法：銅試薬およびネルソン試薬はソモギー・ネルソン法（p.84）を参照のこと。

プロトコール

① 試験管に酵素溶液 0.25 mL を採る。
② 分注した酵素溶液と 1% 可溶性デンプンを別々にプレインキュベート（37℃，5 分間）する。
③ 酵素液に 1% 可溶性デンプンを 0.25 mL 加えて混合し，酵素反応を開始する。
④ インキュベート（37℃，30 分間）を行う。
⑤ 沸騰湯浴中で，10 分間処理し，酵素反応を停止させる。
⑥ アルカリ銅試薬 0.5 mL を加え軽く混和する。
⑦ 沸騰水浴にて 10 分間加熱する。
⑧ 流水にて水冷した後，ネルソン試薬 0.5 mL を加え炭酸ガスが出なくなるまで充分混合する。
⑨ 室温にて 15 分放置する
⑩ 純水 2.5 mL を加え撹拌した後，660 nm における吸光度を測定する。ブランクは 1% 可溶性デンプンを加えずに反応を行い，反応停止後に 1% 可溶性デンプンを加える。

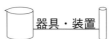

※反応液中のグルコース量はあらかじめグルコース標準溶液を用いて，作成しておいた検量線から求める。酵素単位はデンプンよりグルコースを 37℃，1 分間に 1 μmol 生成させる力価を 1 単位（U）とする。

$$酵素液のグルコアミラーゼ活性（U/mL）= \frac{テスト吸光度－ブランク吸光度}{a（検量線の傾き）} \times \frac{1 分間}{30 分間} \times \frac{1.00\ mL}{0.25\ mL}$$

〈反応生成物の確認〉

　アミラーゼの種類により，デンプン加水分解にて生じる糖は異なる。これらの反応産物の定性は標準物質とともに薄層クロマトグラフィー（TLC）に供することで行うことができる。

準備するもの

器具・装置

① TLC プレート（シリカゲル 60 など）
② 展開槽
③ キャピラリーピペット
④ 乾熱器

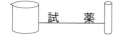試　薬

① TLC展開溶媒：アセトニトリル：水を70：30の割合で混合したもの。
② 5%硫酸溶液：濃硫酸（98%）を純水で希釈し，5%溶液を調製する。
③ 糖標準液：グルコースやマルトースなど糖標品を純水にて溶解する。

プロトコール

① TLCプレートの下端1.5cmに鉛筆で薄く線を引き，各種アミラーゼ反応溶液と糖標準液をキャピラリーピペットにてスポットする。
② 展開槽にあらかじめ展開溶媒をいれ，展開溶媒を充満させておく。
③ TLCプレートを展開槽にいれ，溶媒を上端1cm程度まで展開させる。
④ 展開終了後のTLCプレートを取り出し，乾かす。
⑤ 乾燥後，5%の硫酸をTLCプレートに噴霧し，130℃，10分焼成する。反応産物のスポットを糖標品と比較し，糖の定性を行う。

4-2-4　α-グルコシダーゼ活性

　マルトース，マルトオリゴ糖およびアミロースなどのα-1,4グルコオリゴ糖に作用して，グルコースを生成する。α-1,4グリコシド結合を介した配糖体に対しても触媒反応を示す。加水分解反応とともに糖転移反応によって，基質とは違った結合のグリコシドを生成するものがある。

準備するもの

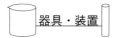器具・装置

① 試験管
② マイクロピペット
③ 恒温槽
④ 吸光度計
⑤ 氷とバット

試薬の調製

① 50mM酢酸ナトリウム緩衝液（pH 5.0）：酢酸ナトリウム三水和物

（分子量 136.08）を純水に溶解させ，50 mM 溶液を調製する。酢酸（氷酢酸 17 M）に純水を添加し，50 mM 溶液を調製する。50 mM 酢酸ナトリウム溶液に少量ずつ 50 mM 酢酸溶液を添加し，pH 5.0 となるよう調整する。

② PNPG 溶液：PNPG（ρ-nitrophenyl-α-D-glucopyranoside）に 50 mM 酢酸ナトリウム緩衝液（pH 5.0）を加え，5 mM 溶液となるよう調製する。

③ 酵素溶液：市販α-グルコシダーゼを 50 mM 酢酸ナトリウム緩衝液で溶解して，適当な濃度に調製する。酵素溶液は使用直前まで氷中にて保持する。

④ 1.0 M 炭酸ナトリウム溶液：炭酸ナトリウム（Na$_2$CO$_3$，分子量 105.99）に純水を加え，1.0 M 溶液を調製する。

⑤ pNP 溶液：pNP（ρ-nitrophenol）を 50 mM 酢酸ナトリウム緩衝液（pH 5.0）にて溶解して各濃度の pNP 標準溶液を調製して検量線を作成する。

※反応により生じた遊離の pNP 量はあらかじめ pNP 標準溶液を用いて作成した検量線より求める。酵素単位は 37℃で 1 分間に 1 μmol の pNP を遊離する力価を 1 単位（U）とする。

プロトコール

① 試験管に酵素溶液 0.25 mL を採る。
② 分注した酵素溶液と PNPG 溶液を別々にプレインキュベート（37℃，5 分間）する。
③ 酵素溶液に PNPG 0.25 mL を加えて混合し，酵素反応を開始する。
④ インキュベート（37℃，10 分間）を行う。
⑤ 炭酸ナトリウム溶液 2.0 mL，酵素反応を停止させる。
⑥ 400 nm における吸光度を測定する。ブランクは PNPG 溶液を加えずに反応を行い，反応停止後に PNPG 溶液を加える。

$$酵素液の\alpha\text{-グルコシダーゼ活性}（U/mL） = \frac{\text{テスト吸光度} - \text{ブランク吸光度}}{a（\text{検量線の傾き}）} \times \frac{1\,\text{分間}}{30\,\text{分間}} \times \frac{1.00\,\text{mL}}{0.25\,\text{mL}}$$

4-2-5 プルラナーゼ活性

プルランのα-1,6 グリコシド結合を加水分解しマルトトリオースを生成する。アミロペクチンのα-1,6 グリコシド結合も認識して加水分解する。

準備するもの

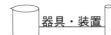

① 試験管

② マイクロピペット
③ 恒温槽
④ 吸光度計
⑤ 氷とバット
⑥ 沸騰水浴
⑦ ガラス玉（沸騰水浴中で処理するときに試験管のふたに使用）

試薬の調製

① 50 mM リン酸緩衝液（pH 6.0）：リン酸二水素ナトリウム（無水，分子量 119.98）を純水に溶解させ，50 mM 溶液を調製する。リン酸水素二ナトリウム（無水，分子量 141.96）を純水に溶解させ，50 mM 溶液を調製する。50 mM リン酸水素二ナトリウム溶液に pH を測定しながら，50 mM リン酸二水素ナトリウム溶液を加え，pH 6.0 となるよう調整する。
② 1％プルラン溶液：プルランに 50 mM リン酸緩衝液（pH 6.0）を加え，1％溶液となるよう調製する。
③ 酵素溶液：市販プルラナーゼを 50 mM リン酸緩衝液で溶解して適当な濃度に調整する。酵素溶液は使用直前まで氷中にて保持する。
④ ソモギー・ネルソン法：銅試薬およびネルソン試薬はソモギー・ネルソン法（p.84）を参照のこと。

プロトコール

① 試験管に酵素溶液 0.25 mL を採る。
② 分注した酵素溶液とプルラン溶液を別々にプレインキュベート（37℃，5分間）する。
③ 酵素溶液にプルラン溶液 0.25 mL を加え反応（37℃，30分間）を行う。
④ 沸騰水浴中で，10分間処理し，酵素反応を停止させる。
⑤ 沸騰水浴中でアルカリ銅試薬 0.5 mL を加え，軽く混和する。
⑥ 沸騰水浴にて 10 分間加熱する。
⑦ 流水にて水冷した後，ネルソン試薬 0.5 mL を加え炭酸ガスが出なくなるまで充分混合する。
⑧ 室温にて 15 分放置する。
⑨ 純水 2.5 mL を加え撹拌した後，660 nm における吸光度を測定する。ブランクはプルラン溶液を加えずに反応を行い，反応停止後にプルラン溶液を加える。

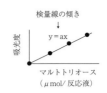

※反応液中のマルトトリオース量をあらかじめマルトトリオース標準溶液を用いて作成しておいた検量線から求める。酵素単位は 37℃ で1分間に 1 μmol の還元糖量を遊離する力価を1単位（U）とする。

$$\text{酵素液のプルラナーゼ活性 (U/mL)} = \frac{\text{テスト吸光度} - \text{ブランク吸光度}}{a\ (\text{検量線の傾き})} \times \frac{1\ \text{分間}}{30\ \text{分間}} \times \frac{1.00\ \text{mL}}{0.25\ \text{mL}}$$

4-2-6 プロテアーゼ活性

タンパク質のペプチド結合を加水分解する酵素で，エンドペプチダーゼまたはプロテイナーゼとも呼ばれる。

（i）Kunitz 法

反応後の未分解タンパク質をトリクロロ酢酸で変性，不溶化させ，可溶性画分（反応生成物）の紫外部吸収（280 nm）を測定する。

準備するもの

器具・装置

① 試験管
② マイクロピペット
③ 恒温槽
④ 吸光度計
⑤ 氷とバット

試薬の調製

① 50 mM トリス塩酸緩衝液（pH 8.0）：トリスヒドロキシメチルアミノメタン（分子量 121.14）を純水に溶解させ，1 M 塩酸溶液で pH 8.0 に調製した後，定容して 50 mM 緩衝液を調製する。
② 0.3 M トリクロロ酢酸溶液：トリクロロ酢酸（分子量 163.39）に純水を加えて，0.3 M となるよう調製する。
③ 1％カゼイン溶液：カゼインに純水を加え，加熱しながら完全に溶解させ，1％となるよう調製する。
④ トリプシン溶液：市販トリプシンを 50 mM トリス塩酸緩衝液で溶解して適当な濃度に調整する。酵素溶液は使用直前まで氷中にて保持する。

プロトコール

① 試験管に酵素溶液 0.25 mL を採り，40℃で 5 分間プレインキュベートする。
② カゼイン溶液を酵素液と同様にプレインキュベートする

③ 酵素溶液の入った試験管にカゼイン溶液を 0.25 mL 加え，酵素反応（37℃，30 分間）を行う。
④ トリクロロ酢酸 3 mL を加え，酵素反応を停止させる。
⑤ 反応液をろ紙（No.5c）にてロ過（遠心分離，3,000 rpm，10 分間でも可）し，沈澱物を除去する。
⑥ ロ液の 280 nm における吸光度を測定し，活性を求める。ブランクはカゼイン溶液を加えずに反応を行い，反応停止後にカゼイン溶液を加える。

※酵素単位は 37℃で 1 分間にチロシン 1 μg に相当する吸光度を増加させる力価を 1 単位（U）とする。
（A_{280} 1.0＝チロシン 1 μg）

$$\text{酵素液プロテアーゼ活性 (U/mL)} = (\text{テスト吸光度} - \text{ブランク吸光度}) \times \frac{1\,\text{分間}}{30\,\text{分間}} \times \frac{1.00\,\text{mL}}{0.25\,\text{mL}}$$

（ⅱ）アゾカゼイン法

アゾ色素が結合したアゾカゼインを基質として用い，反応未分解物をトリクロロ酢酸により沈澱させた後，トリクロロ酢酸可溶性画分の 440 nm における吸光度を測定する。

準備するもの

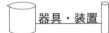

① 1.5 mL 容マイクロチューブ
② マイクロピペット
③ 恒温槽
④ 吸光度計
⑤ 氷とバット
⑥ ワッセルマン

試薬の調製

① 50 mM トリス塩酸緩衝液（pH 8.0）：トリスヒドロキシメチルアミノメタン（分子量 121.14）を純水に溶解させ，1 M 塩酸溶液で pH 8.0 に調製した後，定容して 50 mM 緩衝液を調製する。
② 0.3 M トリクロロ酢酸溶液：トリクロロ酢酸（分子量 163.4）に純水を加えて，0.3 M となるよう調製する。
③ 2% アゾカゼイン溶液：カゼインに純水を加え，2% となるよう溶解する。
④ トリプシン溶液：市販トリプシンを 50 mM トリス塩酸緩衝液で溶解して適当な濃度に調製する。酵素溶液は使用直前まで氷中にて保

持する。

プロトコール

① 1.5 mL 容マイクロチューブに酵素溶液 0.1 mL を採り,37℃で 5 分間プレインキュベートする。
② アゾカゼイン溶液を,酵素液と同様にプレインキュベートする
③ 酵素溶液の入ったマイクロチューブにアゾカゼイン溶液を 0.5 mL 加え,酵素反応(37℃,20 分間)を行う。
④ トリクロロ酢酸 0.4 mL を加え,酵素反応を停止させる。
⑤ 遠心分離(12,000 rpm,10 分間)にて沈澱物を除去する。
⑥ 上澄液の 440 nm における吸光度を測定し,活性を求める。ブランクはアゾカゼイン溶液を加えずに反応を行い,反応停止後にアゾカゼイン溶液を加える。

※酵素単位は 37℃で 1 分間に吸光度を 0.1 増加させる力価を 1 単位 (U) とする。

$$\text{酵素液のプロテアーゼ活性 (U/mL)} = \frac{\text{テスト吸光度} - \text{ブランク吸光度}}{0.1} \times \frac{1\ \text{分間}}{20\ \text{分間}} \times \frac{1.0\ \text{mL}}{0.1\ \text{mL}}$$

4-2-7 チロシナーゼ(褐変に関わるポリフェノールオキシダーゼ)

リンゴやジャガイモに含まれるオキシダーゼで,カテコールなどのジフェノール化合物に対して酸化反応を触媒しキノン類と水分子を生成する。反応により生じたキノン類は重合して褐色物質のメラニンとなり,これがリンゴやジャガイモの褐変となる。

準備するもの

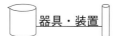

① 試験管
② マイクロピペット
③ 恒温槽
④ 吸光度計
⑤ 氷とバット

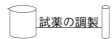

① 50 mM リン酸緩衝液(pH 6.5):リン酸二水素ナトリウム(NaH_2PO_4,分子量 119.98)に純水を加え溶解させ,50 mM 溶液を調製する。リン酸水素二ナトリウム(Na_2HPO_4,分子量 141.96)に

純水を加え溶解させ，50 mM 溶液を調製する。NaH₂PO₄ 溶液に Na₂HPO₄ 溶液を加えながら，pH 6.5 となるよう調製する。

② 5 mM DOPA（3,4-ジヒドロキシフェニルアラニン）：DOPA（分子量 197.19）に純水を加え，加熱しながら溶解させ 5 mM 溶液を調製する。

③ 0.5 M 亜硫酸ナトリウム：亜硫酸ナトリウム（分子量 126.06）に純水を加え，0.5 M 溶液を調製する。

④ チロシナーゼ溶液：市販のチロシナーゼ溶液をリン酸緩衝液にて溶解したものを酵素溶液とする。酵素溶液は使用直前まで氷中にて保持する。

プロトコール

① 試験管に酵素溶液 0.25 mL を採り，25℃で 5 分間プレインキュベートする。
② DOPA 溶液も同様にプレインキュベートしておく。
③ 酵素溶液の入った試験管に DOPA 溶液 0.25 mL を加え，反応（25℃，10 分間）を行う。
④ 亜硫酸ナトリウム溶液 2.0 mL を加え，反応を停止する。
⑤ 反応液の 420 nm における吸光度を測定する。
⑥ ブランクは DOPA 溶液を加えずに反応を行い，反応停止後に DOPA 溶液を加える。

※酵素単位は 25℃で 1 分間に吸光度を 0.001 増加させるのに必要な力価を 1 単位（U）とする。

$$酵素液のチロリナーゼ活性（U/mL）= \frac{テスト吸光度 - ブランク吸光度}{0.001} \times \frac{1 分間}{10 分間} \times \frac{1.00 \text{ mL}}{0.25 \text{ mL}}$$

4-2-8 リパーゼ（ホスホリパーゼ D）

リン脂質分解酵素であり，ホスファチジルコリンのコリン-リン酸エステルを加水分解し，ホスファチジン酸とコリンを生成する。生成したコリンをコリンオキシダーゼ法にて測定する。

準備するもの

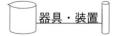

① 試験管
② マイクロピペット
③ 恒温槽
④ 吸光度計
⑤ 氷とバット

⑥ 沸騰湯浴中
⑦ ガラス玉（沸騰水浴中で処理するときに試験管のふたに使用）

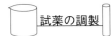 試薬の調製

① 40 mM PIPES 緩衝液：PIPES（分子量 302.37 g）と水酸化ナトリウム（0.4%となる量）を純水にて溶解させ，40 mMPIPES 溶液を調製する。0.1 M 水酸化ナトリウム溶液を調製する。PIPES 溶液に水酸化ナトリウム溶液を加え，pH 6.5 に調整する。

② ホスファチジルコリン溶液（PC 溶液）：20 mM 塩化カルシウム，10 mM デオキシコール酸ナトリウムおよび 0.2% PC となるように 40 mM PIPES 緩衝液（pH 6.5）にて溶解する。

③ ホスホリパーゼ D 溶液：市販ホスホリパーゼ D を PIPES 緩衝液で溶解して適当な濃度に調製する。もしくは，キャベツ葉の搾汁液を使用する。酵素溶液は使用直前まで氷中にて保持する。

④ 1 M トリス塩酸緩衝液：トリス塩酸緩衝液（分子量 121.14）を純水に溶解し，1 M 塩酸溶液で pH 8.0 に調製した後，定容して 50 mM 緩衝液を調製する。

⑤ 100 mM EDTA 溶液：EDTA（分子量 292.4）をトリス塩酸溶液にて溶解させ，100 mM EDTA 溶液を調製する。

⑥ コリン反応液：コリンオキシダーゼ（25 U/mL），32 mM フェノール，20 mM 4-アミノアンチピリンおよびパーオキシダーゼ（20 U/mL）の各溶液を等量混合し調製する。

⑦ 1%トライトン X-100 溶液：トライトン X-100 を 1%（W/V）となるように純水に溶解する。

プロトコール

① 試験管にホスホリパーゼ D 溶液を 0.25 mL を分注し，プレインキュベート（37℃，5 分間）する。
② 別の試験管に PC 溶液をとり，酵素溶液と同様にプレインキュベートする。
③ ホスホリパーゼ D 溶液の入った試験管に PC 溶液 0.25 mL を加えて混和し，37℃で 20 分間反応させる。
④ EDTA 溶液を 0.25 mL 加えた後，沸騰水浴中で 10 分間処理し，酵素反応を停止させる。
⑤ 反応液を水冷したのち，コリン反応液 0.25 mL を加え 37℃で 60 分間反応させる。

※反応液に含まれるコリン量をあらかじめ作成した検量線より求める。酵素力価は 37℃ 1 分間に 1 μmol のコリンを遊離する力価を 1 単位（U）とする。

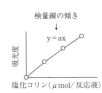

⑥ 反応終了後，1%トライトン X-100 溶液 2.0 mL を加えて混合し，500 nm における吸光度を測定する。

　ブランクは PC 溶液を加えずに反応を行い，酵素反応を停止させた後に PC 溶液を加える。

$$\text{酵素液のホスホリパーゼ D 活性 (U/mL)} = \frac{\text{テスト吸光度} - \text{ブランク吸光度}}{a\,(\text{検量線の傾き})} \times \frac{1\,\text{分間}}{20\,\text{分間}} \times \frac{1.00\,\text{mL}}{0.25\,\text{mL}}$$

4-3　食品の原材料判別

食品は様々な成分から構成されるため，その材料特定は容易ではない。今回，DNA 情報を利用した微量で迅速な材料判別の実験を行う。

4-3-1　PCR の原理

　PCR とは Polymerized Chain Reaction（ポリメラーゼ連鎖反応）の略であり，目的の鋳型 DNA の目的遺伝子領域を迅速に増幅させる反応である。この反応は 3 段階に分けられる。まず，① 反応温度を上昇させ二本鎖 DNA の水素結合を切断して解離させて一本鎖 DNA にさせ，② 反応温度をある程度下げてプライマーと呼ばれる増幅させたい領域の前後の DNA に相補的な 20 塩基前後のオリゴ DNA を一本鎖 DNA に会合させる。次に ③ 反応温度を酵素反応に適切な温度まで上昇させ，その温度領域で DNA ポリメラーゼがプライマーと一本鎖 DNA が会合している部分を起点として dNTP（ATP，TTP，GTP，CTP）を一本鎖 DNA に対して相補的に合成し，二本鎖 DNA を合成，伸長させる。この ①～③ の反応を n 回（通常は 25～30 回）繰り返し，その過程で DNA 増幅物は 2^n で増幅する。その反応時間は機器や反応条件によるが一般的に 2 時間前後である。

4-3-2　特異的プライマーの構築方法の解説

　上述の通り，DNA の増幅にはプライマーが必須である。このプライマーは解離してできた一本鎖 DNA の目的増幅領域に対して相補的な塩基配列で作成する。その際，本実験のように特性の食材（＝生物）を対象とする場合には目的物特有の配列，言い換えれば，生物的に他の生物種は類似の配列を持たない領域を選択し，その部分を利用してプライマーを設計すれば理論上，目的物のみ PCR により DNA が増幅する。現在，様々な生物種の DNA が DNA データバンクに登録されているので，これらを利用して上述の点を考慮してプライマーを構築するケースが多い。

4-3-3 PCR法を用いた食品の原材料判別

① DNAの抽出と精製

マイクロチューブ（2 mL）に試料粉をスパーテルで約100 mg採取する（約4杯程度）。0.1% SDS含有10 mM Tris- 1mM EDTA（pH 8.0）溶液600 μLを加え，ミキサーで混合する。遠心分離（12,000 rpm，10分間）し，上澄液500 μLを新しいチューブ（2 mL）に移す。50mM-Tris飽和フェノール溶液（pH 8.0）500 μLを加えミキサーでよく混合する。遠心分離（12,000 rpm，5分）し，上澄液250 μLを新しいチューブ（2 mL）に移す。クロロホルム-イソアミルアルコール溶液（24：1）250 μLを加え，ミキサーでよく混合する。遠心分離（12,000 rpm，5分）し，上澄液100 μLを新しいチューブ（2 mL）に移す。3M酢酸ナトリウム溶液（pH 5.5）10 μLを加えミキサーで混合する。70%エタノール250 μLを加え，ミキサーでよく混合する。遠心分離（12,000 rpm，1分）し，上澄液を吸引破棄する。10 mM Tris- 1mM EDTA（pH 8.0）50 μLを200 μLピペットで加え，ミキサーでよく混合し，インキュベート（45℃，5 min）してDNAを溶解する。

② PCR反応

抽出DNA溶液2 μLをPCR溶液18 μLが入ったPCRチューブに入れる。なお，PCR溶液は10×PCR buffer 2.0 μL，2 mM dNTP 2.0 μL，プライマーフォワード（20 μM）0.5 μL，プライマーリバース（20 μM）0.5 μL，DNAポリメラーゼ（5 U/μL）0.2 μL，超純水12.8 μLを混合したものである。なお，プライマー配列は米についてはフォワードが5'-GTCCACTGTGACCACAACAT-3'，リバースが5'-GTC-CACTGTGGGGATTGTTC-3'を利用し，小麦はフォワードが5'-TC-GTGTTCGTCATCATCGTC-3'，リバースが5'-CTTCATGTAGGC-GAAACCGA-3'を利用する。

PCR反応を行う。94℃で5分保持後，94℃で30秒，64℃で30秒，72℃で30秒を25回繰り返し，72℃で7分保持後，4℃で後の電気泳動まで保持する。

③ 電気泳動

1%アガロースゲルを作成する：TAE緩衝液100 mLに電気泳動用アガロースを1 g加えて電子レンジで溶解する。手で持てるくらいにゲルの温度が下がったら，ゲル作成板にゲルを流し込む。クシをさし，冷やして固める。

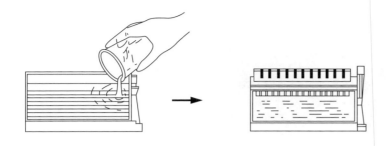

　PCR 反応液に 4 μL の泳動マーカーを加え，ミキサーで混合する。ピペットで混合液 10 μL をアガロースゲルの穴に入れる。泳動槽の電源を入れ電気泳動を行う（100V で約 60 分；先行マーカーが下より 2 本目の線に届くのが終了の目安）。

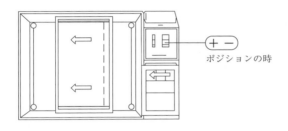

　エイジウムブロマイド 1 μg/mL 溶液に電気泳動後のアガロースゲルを入れ，DNA を 5 分間染色する。染色ゲルを純水に入れ脱色を行う（10 分）。トランスイルミネーター上で DNA バンドを確認する。写真撮影装置で写真を撮影する。

> **抗原抗体法を利用した食品原材料の判別**
> 　食品に含まれるアレルギー物質はタンパク質である場合が多い。そのため，アレルギータンパク質を直接的にとらえる方法は理にかなう方法である。特定のタンパク質を検出する方法として抗原抗体法があり，この方法がアレルギー物質を含む食材の検出に利用され，公定法として認められている。

5章　コメの品質評価

実験結果はこのQRコードで読み取り，下記のマークのある場所で参照してください。

5-1　外観観察
（「精米検査の手引」日本精米工業会出版より）

　食味の観点から，過乾燥により胴割れ米が発生したものは食味が劣るとされている。米粒は成熟の程度によって次のように大きくわけられる。

整粒：充実のよい粒
未熟粒：充実の不十分な粒
死米：充実していない粒

1）整　粒　　整粒とは，未熟粒，死米，被害粒以外の米粒で，十分に成熟し障害をうけていないものをいう。

2）未熟粒　　未熟粒とは完全に成熟していない粒をいう。

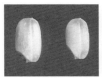 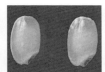 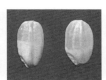 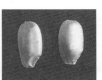 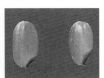

乳白粒　　　　心白粒　　　　基部未熟粒　　　腹白未熟粒　　　青未熟粒

3）被害粒　　虫，熱，かび，菌，その他の障害により損傷を受けた粒を被害粒という。

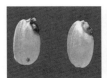 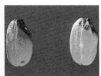 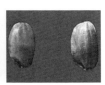 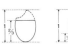

発芽粒　　　芽くされ粒　　　き形粒　　　　茶米　　　　　砕粒

4）着色粒　　虫，熱，かび，菌等によって米粒表面の全部または一

部が黄，褐，黒色等になった粒で，通常の搗精によって色が除かれないものをいう。きわめて悪い被害粒で，一般の被害粒と区別し，特殊な被害粒として扱っている。

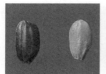 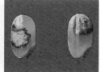 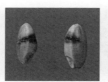 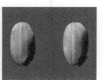

発酵による着色粒　　カメムシによる着色粒　　イネシンガレセンチュウによる着色粒　　菌類による着色粒

5）粉状質粒　　粉状または半粉状の粒を粉状質粒という。

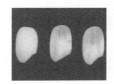

6）砕　粒　　完全粒の長さの 2/3〜1/4 の大きさの粒をいう。

7）死　米　　粒の大部分が粉状質で光沢のないものをいう。普通は白色であるが葉緑素が退色していないものもあり，それぞれ白死米，青死米という。

5-2　水分含量の測定

精白米の水分は，食味だけでなく貯蔵性や精白歩留にも影響する重要な品質要素である。貯蔵性は水分が高いと劣り，低いと貯蔵性が良くなる。精白米水分では 14〜15.5％ が適正とされている。
▶ 2 章　2-3　常圧加熱乾燥法を参照のこと。

5-3　千粒重の測定

千粒重は，穀類や豆類の種実 1000 粒の重量である。種実の登熟の良否を判定するのに用いる。コメの場合玄米で 19〜23 g である。千粒重の諸形質は品種固有の特徴を強く表すといわれるが，登熟時の条件によっても変動する。例えば，登熟気温が適温より高温の場合には登熟の速度は早まるが，登熟の終了する時期も早まり結果的には小粒になる。

したがって，作柄の指標ともなる。

重 量 法

準備するもの

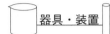

① 精密電子天秤
② ピンセット
③ シャーレ等入れ物
④ 黒色の敷物（紙もしくは下敷きなど）

プロトコール

精白米の選抜と秤量
① 精白米を黒い敷物上に取り出す（1,000粒程度）。
② 整粒のみをピンセットで100粒シャーレに移す。
③ 精秤値を10倍し，千粒重を求める。同じ操作を3回繰り返し，平均値を求める。

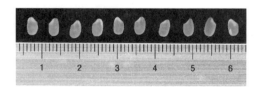

5-4 精白米鮮度の測定

精白米は，貯蔵によって鮮度が低下し，米飯食味が落ちる。しかし，精白米の外観観察だけで鮮度を判別することは非常に困難である。そこで，精米業界などで一般的に普及している判定方法がある。

（i）酸性指示薬による方法

精白米の主要成分であるデンプンやタンパク質に比べ，脂質の分解が最も速く進行する。そのため鮮度劣化の指標として，脂質の分解により生成される脂肪酸がもたらすpHの低下について指示薬を用いて判定する。

準備するもの

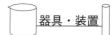

① 試験管
② メスピペット

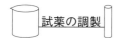

① メチルレッド・ブロモチモールブルー混合試薬：メチルレッド 0.1 g，ブロモチモールブルー 0.3 g をエタノールに 150 mL に溶解したのち，純水にて 200 mL とする。

プロトコール

A. 試験管による反応

① 調製した原液と純水を 1：50 の割合で混合し，10 mL を試験管へ分注する。
② 精白米 5 g を入れて振とうし，液の呈色を観察する。
③ 鮮度の高いものほど緑，酸化が進んだものは黄色から橙色になる。
　（カラースケールあり）

B. 1.5 mL マイクロチューブによる反応

① 調製した原液と純水を 1：10〜20 程度の割合で混合し，0.5 mL をマイクロチューブに分注する。
② 整粒のみを 3〜5 粒入れて 50〜100 回程度，手で振とうする。

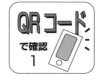

（ii）グアヤコール反応

　生物中では，種々の化学反応がスムーズに進行しているが，その過程で過酸化水素が生成される。過酸化水素は，生体中で様々な成分を酸化し，生体機能の低下を招く。その過酸化水素を消去するための一つの機序としてはパーオキシダーゼが存在する。しかし，その活性は経時的に低下するため，この活性を調べることにより鮮度の指標に用いることができる。

準備するもの

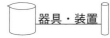

① 試験管
② メスピペット

試薬の調製

① 1%グアヤコール溶液：グアヤコール1gを純水99 mLに溶解する。保存には褐色ビンを用いる。
② 1%過酸化水素溶液：市販の過酸化水素水（30%）を10倍に希釈する。

プロトコール

① 精白米5gを試験管に取り1%グアヤコール溶液を10 mL加えて約20回振とうする。
② 1%過酸化水素溶液を3滴加え静置して液の色の反応を見る。
　鮮度が良ければ，グアヤコール溶液が濃い赤褐色に変色する。良くなければ，着色しない。赤褐色の度合いで鮮度判別が可能である。

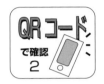

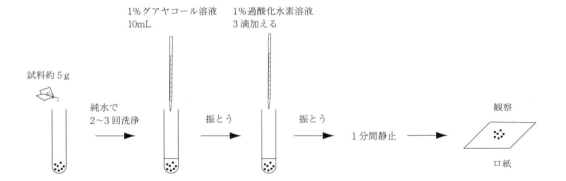

5-5 搗精度の測定

　精白米の搗精度は肉眼では判断がつきにくい。玄米は，内側から胚乳，糠層（糊粉層，種皮，果皮）および胚芽からなる。搗精とは，玄米から胚乳以外の組織を除去することである。

NMG 試験

準備するもの

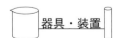

① 試験管
② メスピペット
③ ロ紙

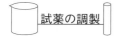

NMG試薬：NMG原液とメタノールを1：3の体積比で混合する。

プロトコール

① 精白米5gを試験管に取り，純水にて2～3回水洗いをし，水を切る。
② NMG試薬を2mLを加えて，試料が呈色するまで1～2分振とうする。
③ NMG試薬を捨て，少量のメタノールにて2～3回洗い，口紙上で呈色状態を観察する。果皮は緑色，糊粉層は青色，胚乳部は桃色に呈する。

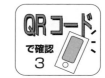

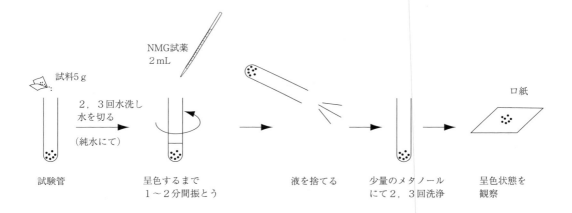

5-6 コメデンプンの観察（生，糊化）

　精白米の主成分であるデンプンの観察を行う。この方法は，簡易的にすぐ観察できるようにしているので，除タンパク質，脱脂および細胞壁多糖の除去は行っていない。しかし，成分の8割以上を占めるデンプンを観察するに当たっては，それほど観察には影響が少ない。

　市販のデンプンを使っての観察も可能であり，プロトコールBで示すように糊化デンプンを観察することにより，食べて消化できるデンプンを視覚的に観察するところが重要なポイントとなる。

準備するもの

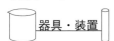

① 観察試料（精白米もしくは市販デンプン）

② 乳鉢
③ 乳棒
④ スパテル
⑤ スライドガラス
⑥ カバーガラス
⑦ 光学顕微鏡
⑧ 試験管
⑨ 恒温槽

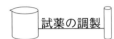試薬の調製

① 0.1％ KI を含む 0.01％ ヨウ素溶液

プロトコール

A. 精白米の生デンプンの観察
① 精白米を純水に浸漬させる（10〜20分間）。
② 乳鉢で浸漬させた精白米のみ粉砕する。
③ 粉砕した粉末を少量取り，純水に懸濁させた液をスライドガラスに1滴のせる。
④ 0.1％ KI を含む 0.01％ヨウ素溶液を1滴滴下する。
⑤ カバーガラスをのせ，400倍の光学顕微鏡で観察する。（写真 A）

B. 糊化デンプンの観察
① Aで作製した粉末を少量試験管に取り，純水を5 mL入れ懸濁する。その後，沸騰浴中で10〜15分間加熱する。室温まで冷却した後の各状態における溶解状態と粘りを調べる。
② 溶液をスライドガラスに1滴滴下する。
③ 0.1％ KI を含む 0.01％ヨウ素溶液を1滴滴下する。
④ カバーガラスを載せ，400倍の光学顕微鏡で観察する。（写真 B）

5-7　アミロース含量の測定

アミロースはヨウ素の最大吸収波長 600〜660 nm で最大となる。その吸収波長を利用しデンプンの見かけのアミロース含量を測定することができる。この手法では，アミロペクチンの超長鎖も含まれ検出されるが，デンプン全体の特徴として，その影響もあるので特性を見るためには適している。

ヨウ素呈色法

準備するもの

器具・装置

① 測定デンプン（5-6 A で作ったデンプンでも構わないが，乾燥させる必要性がある。もしくは市販デンプン）
② 試験管
③ 恒温器
④ 分光光度計

試薬の調製

① 0.1% KI を含む 0.01% ヨウ素溶液
② 1 M 酢酸溶液
③ 1 M 水酸化ナトリウム溶液

プロトコール

① 試料デンプンを 10 mg 精秤し，エタノール 100 μL 加え撹拌後，1 M 水酸化ナトリウム溶液を 700 μL 加え撹拌し，沸騰浴中で 10 分間加熱する。途中で 2 回程度撹拌する。
② その後，純水を 800 μL 加え撹拌する。
③ この溶液を 50 μL 分注し，1M 酢酸溶液 50 μL，純水 600 μL および 0.1% KI を含む 0.01% ヨウ素溶液を加える。（吸光度測定のセル容量に合わせて，添加量の変更は可能）
④ 620 nm の吸収波長を測定する。
⑤ 検量線はアミロースおよびアミロペクチンの市販デンプンをそれぞれ同様な処理を行い作製する。50μに分注する際に中にアミロース含有量が 0, 10, 15, 20, 25% になるよう溶液の混合率を変えて測定を行う。

〈例〉図 5-1（アミロペクチン（モチ米）自作，アミロース（馬鈴薯）市販品）

アミロース含有量（%）	0	10	15	20	25
測定値	0.27	0.512	0.662	0.834	0.902
	0.279	0.526	0.662	0.846	0.913
	0.277	0.529	0.684	0.848	0.891
平均	0.275	0.522	0.669	0.843	0.902

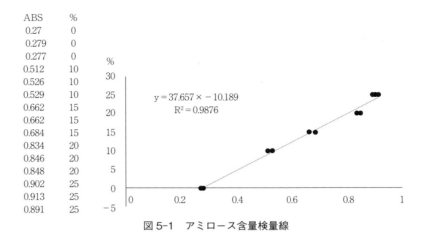

図 5-1　アミロース含量検量線

5-8　タンパク質含量の測定

ケルダール法，炭素・窒素同時定量装置（CN コーダー）

　タンパク質含量の多い精白米は栄養的には好ましいが，食味の観点からは良くない。タンパク質は炊飯時の吸水を阻害し，硬くて粘りの少ない米飯となり，食味は低下する傾向がある。食味を向上させるためには，タンパク質を低く抑えることが重要でありそうした栽培に取り組んでいるが，品種をはじめ，土壌，施肥といった栽培条件や登熟期間の温度など様々な要因により変動する。なお，国内産ウルチ精白米のタンパク質の含有量は，最近では一般的に 5〜9% 程度となっている。

5-9　脂肪酸度の測定

パルミチン酸を基準とした比色法

　コメ中の脂質含量は玄米で約 3%，精米で約 1% であるが，これらの脂質は，コメの長期保存中に，コメ中のリパーゼの作用によって分解され，反応生成物の遊離脂肪酸が増加する。脂肪酸度とは，試料 100 g を中和するのに有する水酸化カリウムの mg 数である。

準備するもの

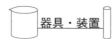

① スクリューキャップ付き試験管

② ホールピペットもしくはメスピペット（1.5 mL）
③ 安全ピペッター
④ 遠心分離機
⑤ 分光光度計

試薬の調製

① ベンゼン
② 5%酢酸銅溶液：酢酸銅 5 g を秤量し，純水 95 mL に溶解した後，ピリジンで pH 6.0 に調整する。
③ リノール酸標準溶液：リノール酸 89.7 mg をベンゼンで 100 mL に溶解・定容する。本溶液 5 mL 中にリノール酸 16 μmol が含まれる。

プロトコール

① 粉砕した試料約 1 g を精秤し，スクリューキャップ付きの試験管に採取し，これにベンゼン 5 mL 加える。
② 1 分間振とうした後，1 時間室温にて抽出する（途中，15, 30, 45, および 60 分後に 1 分間振とうする）。
③ 抽出後，5%酢酸銅溶液 1 mL を加え，5 分間強く振とうする。
④ 遠心分離（3,000 rpm，15 分間）し，得られた上澄み液の 715 nm における吸光度を測定する。
  ・試料の代わりに，リノール酸標準溶液を用いて同様の操作を行って作製した検量線より遊離脂肪酸量を求める。
  ・粉砕試料の脂肪酸度は急速に増加するので測定は粉砕後，1 時間以内に行う。

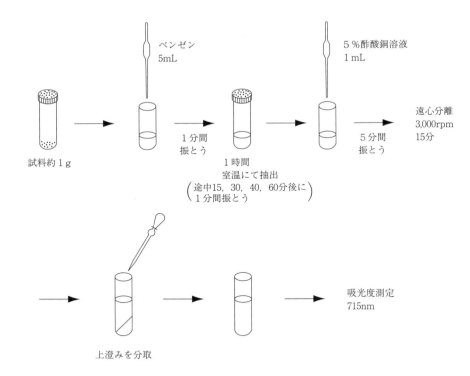

結果算出法

試料の脂肪酸度は次式によって算出する。

$$脂肪酸度（g）= \frac{A \times 1}{1,000} \times \frac{100}{S} \times 56.1$$

A ：遊離脂肪酸量（mg）
S ：試料秤取量（g）
56.1：KOH 1 m mol の重量（mg）

5-10　炊飯特性試験

　試料米に水を加えて加熱し（炊飯），加熱吸水率・膨張容積・炊飯外液のヨウ素呈色度を測る。良食味米はいずれの値も低くなる傾向がある。

準備するもの

① 炊飯用金網かご：径 40 mm，高さ 75 mm
② 200 mL トールビーカー
③ メスシリンダー
④ ガスコンロ
⑤ ステンレスバット

⑥ 厚手の防水手袋
⑦ 50 mL のメスフラスコ
⑧ 分光光度計

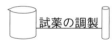試薬の調製

① 0.1% KI を含む 0.01% ヨウ素溶液

プロトコール

① 炊飯用金網かごの重量を測定し，精白米 8.0 g を入れる。
② 200 mL トールビーカーに純水 150 mL を入れ，金網かごを 10 回上下運動させ，洗米を行う。これを 3 回繰り返す。
③ 洗米後，純水 150 mL 加え，金網かごに入れビーカーごと沸騰湯浴中にて 20 分間加熱する。
④ 金網かごをビーカーより取り出し，10 分間放置する。

結果算出法

A. 加熱吸水率

炊飯したかごの重量を測定し，飯の重量を求める。炊飯後 10 分後に量るようにする。

$$加熱吸水率（\%）=（W_1-W_0）/S×100$$

W_0：金網かご自体の重量（g），W_1：炊飯後の金網かごの重量（g），S：試料量（8g）

B. 膨張容積

炊飯した金網かご中の高さを 4 か所（H1〜H4）で測定し，平均する。

$$膨張容積=（H1+H2+H3+H4）/4×12.56$$

12.56：金網かごの底面積（cm^2）

C. 炊飯外液のヨウ素呈色度

ビーカー内の炊飯外液を 1 mL を 50 mL 容メスフラスコに取り，ヨウ素溶液少量を加え，純水で定容し，660 nm における吸光度を測定する。（デモデータあり）

	炊飯特性値			
例）コシヒカリ	加熱吸水率 （×100%）	膨脹容積 （mL）	最大吸収波長 （nm）	660 nm
鮮度が良い	2.49	22.00	547	0.191
鮮度があまり良くない	2.72	22.45	535	0.338
鮮度が良くない	2.90	31.56	549	0.476

米飯物性測定について

食品の品質特性は，外観特性，香味特性そして食感（テクスチャー）と大きく分類することができる。口腔内で感じる物理的な諸特性は，感覚的に官能検査によって行われることが多いが，測定器によって客観的なデータを求め，官能検査による評価と対応させることにより，重要な情報を得ることができる。

米飯物性測定器

米飯食感測定方法には一粒測定と集団粒測定がある。一粒測定では少量炊飯で米飯の物性測定が可能である。品種，産地，栽培条件，貯蔵条件，期間，炊飯状態および経時劣化現象の詳細な解析などが行える。

集団粒測定では白飯・赤飯・酢飯・ピラフ・炒飯などの適正試験ができる。また，ブレンド米の食感評価による配合別の解析が行える。

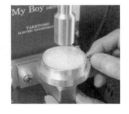

米飯の食感項目として「硬さ」・「こし」・「付着」・「粘り」に関する物性値を官能値としてグラフ化（視覚解析）し，その「総合評価」を点数化することも可能である。米飯特性を知ることは，まずはその物性を正しく評価することが非常に重要である。

米飯集団粒食感測定例

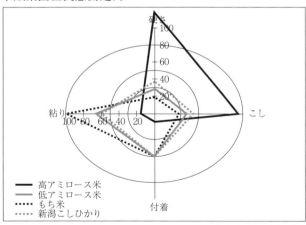

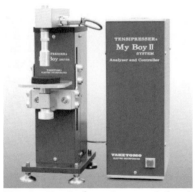

図5-2 テンシプレッサー・マイボーイ2システム

	総合評価
高アミロース米	5.48
低アミロース米	79.69
もち米	53.90
新潟こしひかり	90.55

米胚乳酵素活性について

　米胚乳の酵素活性量は，貯蔵，品種，生産地および生産年など様々な条件により変化することが考えられる。この酵素活性量の変動を利用して，これらの条件と米飯の食味との関係を明らかにしていくことが重要である。

　例えば，新米と貯蔵米について糖質関連酵素活性量は貯蔵によって低下するので，貯蔵における米飯食味の劣化には胚乳酵素活性量の低下が大きな要因であることが明らかになっている。さらにコシヒカリ近縁種の6品種から得られた活性量を変数として，多変量解析の一つである主成分分析を行うと品種ごとにグループが形成され，コシヒカリに遺伝的に近いはえぬきはコシヒカリに近い位置に分布し，遺伝的に遠いきらら397はコシヒカリから最も離れた位置に分布し，品種の特徴を各糖質関連酵素の活性量の様相から比較することができる[1]。

　すなわち，米胚乳酵素活性量の多様性と変動を解析することによって米の品質の新たな判定法開発への可能性が示唆された。今後，育種や食味評価の新たな指標マーカーや食味評価法の指標にも，「米胚乳酵素活性量の解析」が応用できるものと考える。

▶ 4章 4-2 を参照のこと。

1）辻井良政，高野克己，米飯の食味形成に関与する米胚乳酵素の活性量の品種間差および栽培地域差，日本食品科学工学会誌，62，34-40（2015）。

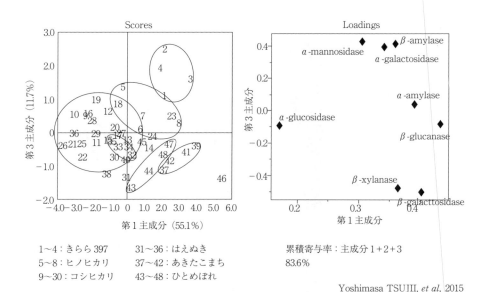

1～4：きらら397　　31～36：はえぬき　　累積寄与率：主成分1+2+3
5～8：ヒノヒカリ　　37～42：あきたこまち　　83.6%
9～30：コシヒカリ　　43～48：ひとめぼれ

Yoshimasa TSUJII, *et al,* 2015

図5-3　異なる品種の米胚乳酵素活性量を用いた様相の解析

5-11 アルカリ崩壊度

希アルカリ溶液に長く浸しておくと精白米が崩壊していくが，崩壊の度合いは同じではなく品種によって異なる。この崩壊度は，米飯食味推定する一つの方法である。ただし，インディカ種，ジャポニカ種などサンプルにより崩壊度が異なるので，希アルカリ溶液濃度の検討が必要である。

準備するもの

① 小さいプラスチックシャーレ（φ30 mm 程度）

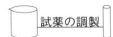

① 0.1～0.8 M 程度の KOH 溶液

プロトコール

① 精白米 7～8 粒をシャーレに取り，KOH 溶液 2.5 mL に浸漬し，4℃で一晩保存した上で崩壊度を確認する。
（安定的に評価するのであれば，4℃での静置反応が良い。）

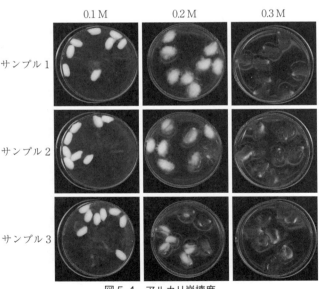

図 5-4　アルカリ崩壊度

5-12 米飯の食味官能試験

ご飯の美味しさは，実際に食べて評価することから始まり，食味官能

試験が基本的な評価方法である。ただし，正確な官能評価は訓練が必要であり実験実習期間で習得できる技術ではなく，パネラーの食経験が大きく影響し（嗜好や地域など），問題となる。

　ここでは，基礎的な食味官能試験を学ぶことを優先とし，精白米や洗米などの前処理条件，加水量や浸漬時間，炊飯器やむらしの条件，パネラーの選定（年齢・性別），試食環境，試食順序などに留意して，できるだけ再現性の高い，科学的な試験を経験することを目的とする。

準備するもの

① 同じ型の炊飯器（2～5台）
② 割りばし
③ 紙皿
④ ボウル（調理器具）

プロトコール

① 試料米450 g（5合炊きの炊飯器の場合3合，10合炊きは900 g（6合））に対し，ボウルにためた水をこぼれる寸前まで加水し，水を捨てる操作を2回繰り返す。
② 次に右回りに40回，手で撹拌する。
③ 水を加え，捨てる操作を3回繰り返す。
④ 洗米による吸水量を考慮し，炊飯後の水分含量が60％となるように加水し（炊飯器の加水設定を守る），各炊飯器で炊飯する。炊飯終了後，必ず撹拌してから官能試験に用いる。

　「基準A」を設けて，各サンプルを外観，香り，味，粘り，硬さ，総合を評価する。表5-1 食味官能試験表（添付の11段階もしくはレベルライン評価）を用いて行う。評価基準としては以下を参考にする。
　「基準A」と各比較サンプルを交互に比較し，1回の試食で明確に違いがあると確信されるものを「かなり」とし，ある程度違いがわかるものは「少し」とする。1回の試食でははっきりせず，2回目で違いがわかるものを「わずか」，2回目でも判断に迷うものは「基準と同じ」とし，11段階評価で実施する（レベルライン表では，官能的に当てはまる場所にチェックを入れる）。「粘り，硬さ」に関しては，志向型と分析型両方の意見を答えてもらう。

硬さの評価

　ご飯を噛む時の歯ごたえとしているが，「硬さ」を「柔らかさ」と表

表 5-1 食味官能試験表

以下の食品を「基準 A」を基準としてサンプル 1, 2, 3, 4 を評価してください。「基準 A」と各比較サンプルを交互に比較し、1 回の試食で明確に違いがあるものを「かなり」とし、ある程度違いがわかるものを「少し」とし、1 回の試食ではっきりしないが、2 回目で違いがわかるものを「わずか」、2 回目でも判断に迷うものは「基準と同じ」にする。11 段階評価で実施してください。評価基準としては以下を参考にしてください。「基準 A」と評価基準として評価できるところに「◯」をお付けください。各項目一つずつ評価してください。

基準 A	サンプル 1											サンプル 2											サンプル 3											サンプル 4										
評価尺度	良い (好む)				基準と同じ			悪い (嫌い)				良い (好む)				基準と同じ			悪い (嫌い)				良い (好む)				基準と同じ			悪い (嫌い)				良い (好む)				基準と同じ			悪い (嫌い)			
	かなり	少し	わずか		わずか	少し	かなり		わずか	少し	かなり	かなり	少し	わずか		わずか	少し	かなり		わずか	少し	かなり	かなり	少し	わずか		わずか	少し	かなり		わずか	少し	かなり	かなり	少し	わずか		わずか	少し	かなり		わずか	少し	かなり
総合																																												
外観																																												
香り																																												
味																																												

*お米の物性について、主観的に評価してください。

基準 A	サンプル 1											サンプル 2											サンプル 3											サンプル 4										
	好む				基準と同じ			嫌い				好む				基準と同じ			嫌い				好む				基準と同じ			嫌い				好む				基準と同じ			嫌い			
	かなり	少し	わずか		わずか	少し	かなり		わずか	少し	かなり	かなり	少し	わずか		わずか	少し	かなり		わずか	少し	かなり	かなり	少し	わずか		わずか	少し	かなり		わずか	少し	かなり	かなり	少し	わずか		わずか	少し	かなり		わずか	少し	かなり
粘り(主観的)																																												
硬さ(主観的)																																												

**お米の物性について、客観的に評価してください。

基準 A	サンプル 1											サンプル 2											サンプル 3											サンプル 4										
	強い				基準と同じ			弱い				強い				基準と同じ			弱い				強い				基準と同じ			弱い				強い				基準と同じ			弱い			
	かなり	少し	わずか		わずか	少し	かなり		わずか	少し	かなり	かなり	少し	わずか		わずか	少し	かなり		わずか	少し	かなり	かなり	少し	わずか		わずか	少し	かなり		わずか	少し	かなり	かなり	少し	わずか		わずか	少し	かなり		わずか	少し	かなり
粘り(客観的)																																												
硬さ(客観的)																																												

（硬さの列は「硬い」「基準と同じ」「柔らかい」）

一番良かった順に、A, 1, 2, 3, 4 でお答えください。

*味について、何でもかまいませんのでお好きなことをお書きください。お願いします。

現する場合もあるので，実施前に統一的な判断基準を説明しておく。

結果の判定

① 11段階評価は，「基準と同じ」＝0とし，それより＋5～＋1または－5～－1を合計にして，パネラーの数で割り，平均値を出す。さらにそれの平均値の95％を信頼区間として食味の判定を行う。

② レベルライン評価は，左端からの距離を数値化する。その数値をパネラーの数で割り，平均値を出す。さらにそれの平均値の95％を信頼区間として食味の判定を行う。

5-13 発芽力

玄米は発芽力を保持しているが，古米化によってその発芽力は低下する。

準備するもの

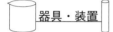

① ビーカー
② シャーレ
③ ピンセット
④ ロ紙
⑤ メスピペット
⑥ 恒温器

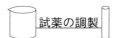

① 1％次亜塩素酸ナトリウム（アンチホルミン）溶液

プロトコール

① 試料100粒をビーカーに採り，1％次亜塩素酸ナトリウム溶液を試料が充分に浸漬する程度加え，30分間放置する（10分に1度充分に撹拌する）。
② 次亜塩素酸溶液を捨て3～4回水洗いする。
③ シャーレにロ紙を敷き，そこへ純水4 mLを注入し，水洗した試料を50粒ずつ並べ，ふたをして恒温器（20℃）へ入れる。
④ 毎日一定時刻（置床した時と同じ時刻）に，シャーレを取り出し，

＊発芽した粒とは，「幼根または幼芽が種皮を破って現れていると認められた粒」をいう。

発芽した粒＊をピンセットで除去し，その数（G）を記入する。これを置床後7日間繰り返す。

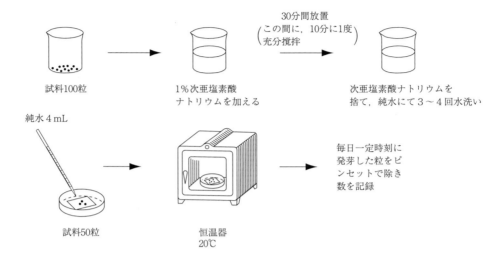

結果算出法

試料の発芽率は次式によって算出する。

$$発芽率(\%) = 抽出物重量 \times \frac{G}{100} = 100$$

G：7日間で発芽が認められた粒数

付　表

付表-1　市販試薬の濃度

市　販　品	比　重 (15°/4°)	%	g/100 mL	モル濃度	規 定 度
濃　　塩　　酸	1.19	37	44.0	12	12
局　方　塩　酸	1.15	30	34.5	9.3	9.3
希　　塩　　酸	1.04	7.1	7.3	2	2
濃　　硝　　酸	1.42	70	99	16	16
局　方　硝　酸	1.15	25	28.8	4.5	4.5
希　　硝　　酸	1.07	11.8	12.6	2	2
濃　　硫　　酸	1.84	96.2	177	18	36
希　　硫　　酸	1.06	9.2	9.8	1	2
濃　　リ　ン　酸	1.71	85	145	14.8	44.4
局　方　リ　ン　酸	1.12	20	22.4	2.3	7
氷　　酢　　酸	1.06	98	104	17.3	17.3
局　方　酢　酸	1.04	30	31.2	5.2	5.2
強アンモニア水	0.90	28	25	15	15
局方アンモニア水	0.96	10	9.6	5.6	5.6
過　酸　化　水　素	1.11	30	33	9.7	9.7
局方過酸化水素	1.01	3	3	0.9	0.9
局方純(エチル)アルコール	0.796	99	99.5V%	17.1	—
(エチル)アルコール	0.81	95	96V%	16.7	—
局方(エチル)アルコール	0.83	87	91V%	15.6	—

付表-2　試薬作成の手引

試　　薬	調　　製　　法
濃 HCl (12N)	比重 1.19, 37w% (比重 1.18, 35% 11.3N)
6N HCl	濃 HCl : H_2O = 1 : 1 (11.3N の場合は 1 : 0.9)
2N HCl	6N HCl : H_2O = 1 : 2
濃 H_2SO_4 (36 N)	比重 1.84, 96w%
6N H_2SO_4	濃 H_2SO_4 : H_2O = 1 : 5
2N H_2SO_4	6N H_2SO_4 : H_2O = 1 : 2
濃 HNO_3 (14.5 N)	比重 1.40, 65w%
6N HNO_3	濃 HNO_3 : H_2O = 10 : 14
2N HNO_3	6N HNO_3 : H_2O = 1 : 2
純 CH_3COOH (17 N)	99.5w%
6N CH_3COOH	純 CH_3COOH 350 mL に水 650 mL を加える。
2N CH_3COOH	6N CH_3COOH : H_2O = 1 : 2
6N $HClO_4$	$HClO_4$(60%) 650 mL に水 350 mL を加える。
濃 NH_4OH (15 N)	比重 0.90, 28w% (NH2)
6N NH_4OH	濃 NH_4OH : H_2O = 4 : 6
2N NH_4OH	6N NH_4OH : H_2O = 1 : 2
6N NaOH	固体純 NaOH 253 g を水に溶かして 1 L とする。
6N KOH	固体純 KOH 393 g を水に溶かして 1 L とする。
飽和 $Ca(OH)_2$ (約 0.04 N)	生石灰 (CaO) 約 5 g を水 1 L に加え, よく振って, その上澄液を用いる。
飽和 $Ba(OH)_2$ (約 0.4 N)	65 g の $Ba(OH)_2$・$8H_2O$ を水 1 L に加えよく振って, その上澄液を用いる。

参 考 文 献

- 永原太郎，岩尾裕之，久保彰治，「全訂食品分析法」，柴田書店，1964.
- 京都大学農学部農芸化学教室編，「新訂版農芸化学実験書（全3巻）」，産業図書，1965.
- 小原哲二郎，鈴木隆雄，岩尾裕之監修，「改訂食品分析ハンドブック」，建帛社，1973.
- 東京大学教養学部化学教室編，「化学実験第3版」，東京大学出版会，1977.
- 東京大学農学部農芸化学教室編，「実験農芸化学第3版（上・下）」，朝倉書店，1978.
- 西山隆造，笠間信也，末松茂孝，「絵でみる食品化学総合実験書」，農業図書，1979.
- 綿抜邦彦，「分析化学」，サイエンス社，1979.
- D.R. オズボーン，P. フォーフト（吉川誠次監訳），「食品栄養分析」，講談社，1980.
- 神立誠編，「最新食品分析法」，同文書院，1983.
- 日本食品工業学会・食品分析法編集委員会編，「食品分析法」，光琳，1984.
- 石黒弘三編，「フローシート食品化学実験」，弘学出版，1986.
- 石館守三，谷村顕雄監修，「第5版食品添加物公定書解説書」，廣川書店，1987.
- 島原健三，水林久雄，「新版化学計算の解釈研究」，三共出版，1987.
- 農林水産省農林水産技術会議事務局食品分析法に関する研究会編，「食品分析法文献資料集」，光琳，1987.
- R.A. デイ Jr., A.L. アンダーウッド，「定量分析化学改訂版」，培風館，1989.
- 金谷昭子編，「総合食品学実験」，建帛社，1989.
- 前田安彦編，「初心者のための食品分析法・増補6版」，弘学出版，1989.
- 出来三男，「関税分類に役立つ食品の分析」，海文堂，1990.
- 寺部茂，大嶌幸一郎，小久見善八，「化学と生物実験ライン6　実験器具・器械の取扱いと安全性」，廣川書店，1990.
- 日本ビタミン学会編，「ビタミンハンドブック3　ビタミン分析法」，化学同人，1990.
- 日本薬学会編，「衛生試験法・注解」，金原出版，1990.
- 日本油化学協会編，「改訂3版油脂化学便覧」，丸善，1990.
- 福井作蔵，「生物化学実験法　還元糖の定量法第2版」，学会出版センター，1990.
- 和田敬三編，「新食品学実験法」，朝倉書店，1990.
- 中村良，川岸舜朗編，「食品分析学」，文永堂出版，1991.
- 日本薬学会編，「乳製品試験法・注解」，金原出版，1991.
- 北海道大学教養部化学教室編，「新版化学実験」，三共出版，1992.
- 中村カホル，滝田聖親，渡部俊弘編，「基礎食品学実験書」三共出版，1999.
- （社）日本食品科学工学会新食品分析法編集委員会，「新・食品分析法」，光琳，1996.
- 坂口孝司，「廣川化学生物実験ライン19 試薬の調整法」，廣川書店，1992.
- 厚生省生活衛生局監修，「食品衛生検査指針理化学編」，（社）日本食品衛生協会，1991.
- 文部科学省科学技術・学術審議会資源調査分科会報告「日本食品標準成分表2015年版（七訂）」

索　引

あ 行

アガロースゲル	149
アゾカゼイン法	143
アミロース	81, 90
アミロース含量	156
アミロペクチン	81, 90
アルカリ崩壊度	164
アルコール沈澱	76
アルブミン	77
アレルギー	149
イオン結合	57
一般分析	27
上皿天秤（バランサー）	15
塩可溶性タンパク質	73
塩凝固	74
円錐四分法	28
塩析	64
円筒ロ紙	40
オルト・フェナントロリン	132
AOAC 法	49
NMG 試験	154
SDS	79
SDS-PAGE	79
α-アミラーゼ活性	135
α-グルコシダーゼ活性	139

か 行

灰分	46
化学当量	115
過酸化物価	110, 112
ガスクロマトグラフィー	100
カルボニル価	112, 114
乾性油	107
キサントプロテイン反応	59
規定度係数	105
規定濃度	11
吸引ビン	12
吸光スペクトル測定	91
吸光度	130
凝固点	102
キレート滴定	115, 120
グアヤコール反応	153
グルコアミラーゼ活性	137
グルテリン	77
グロブリン	77
クロロホルム・メタノール混液抽出法	43
ケルダール分解ビン	35
ケルダール法	34, 158
ケン化	106
ケン化価	105, 107
原材料判別	147
検量線	24
抗原抗体法	149
交互シャベル法	28
高速液体クロマトグラフィー（HPLC）	49, 100
高度不飽和脂肪酸	100
糊化	81, 97
糊化デンプン	81, 97
駒込ピペット	14
Kunitz 法	142

さ 行

差引き法	48
酸価	103, 104
酸化還元滴定	115
酸凝固	75
紫外部吸収法	65
脂質	39
指数換算	21
実体顕微鏡	18
脂肪酸組成	99
脂肪酸度	158
終点	115
重量対容量百分率	12
重量百分率	12
常圧加熱乾燥法	29, 32
食味官能試験	164
食物繊維	50
水素結合	57, 63
炊飯特性試験	160
水分	29
水流ポンプ	12
数値の丸め方	21
スペクトル測定	91
静電相互作用	63
生物顕微鏡	18
鮮度	152
千粒重	151
疎水結合	63
疎水性相互作用	57
ソックスレー脂質抽出器	40
ソックスレー脂質抽出法	39
ソモギー・ネルソン法	84, 136, 138
CN コーダー	158
JIS 規格	10

た 行

多価不飽和脂肪酸	100
脱脂風乾減量	51
炭水化物	48
炭素・窒素同時定量装置	158
タンパク質	33
窒素-タンパク質換算係数	33, 35, 40
中和滴定	35, 115
直接灰化法	46
チロシナーゼ	144
沈澱滴定	115, 125
定性分析	22
定量分析	22
滴定	115
デシケーター	12
電気泳動	148
電子天秤	16
デンプン	81
デンプン・ヨウ素複合体	90
デンプン粒	81
透過度	130

透過率	130
搗精度	154
等電点	75
等電点沈澱	69
当量点	115, 116
ドデシル硫酸ナトリウム	79
DNA	148
DNA データバンク	147
DNA ポリメラーゼ	147
TCL	138, 139

な 行

ニンヒドリン	58
ニンヒドリン反応	57

は 行

薄層クロマトグラフィー	138
パルナス型蒸留装置	35, 39
半乾性油	107
ビーカー	11
ビウレット	59
ビウレット反応	58, 65
ビウレット法	65
百万分率	12
ビュレット	15
標準溶液	115, 116, 125
標定	115, 116, 121, 126
フェナントロリン比色法	132
フェノール・硫酸法	87
不乾性油	107
ブフナーロート	12
不飽和脂肪酸	100
プライマー	147
フラスコ	11
ブラッドフォード法	68
プルラナーゼ活性	140
プルラン	141
プロスキー変法	50
プロテアーゼ活性	142
プロラミン	77
分液ロート	12
分光分析法	130
米杯乳酵素活性	163
米飯	158
米飯物性	162
ベールの法則	131, 133
ペプチド結合	57
飽和脂肪酸	100
ホープキンス・コール反応	61
ホールピペット	13
ホスホリパーゼ D	145
ポリアクリルアミドゲル	79, 80
ポリアクリルアミドゲル電気泳動	79
ポリフェノールオキシダーゼ	144
BAP 法	97, 98
Blue-Value	134, 135
PAGE	79
PCR	147
β-アミラーゼ活性	135
β-リミットデキストリン	136

ま 行

マイクロピペット	14
ミリグラム百分率	10
ミロン反応	60
メスシリンダー	13
メスピペット	14
メスフラスコ	13
メラニン	144
モル濃度	11

や 行

有効数字	20
融点	102
ヨウ素価	107, 110
ヨウ素呈色	90, 91
ヨウ素溶液	156
溶媒分画	77
容量百分率	12
容量分析法	115

ら 行

ランベルト・ベールの法則	131, 133
ランベルトの法則	131, 133
リパーゼ	145
硫化鉛	62
硫化鉛反応	62
両性電解質	69
るつぼ型グラスフィルター	50
老化	81, 97
老化デンプン	81, 97
ロート	11
Lowry 法	66
Lowry 法の改良法	66

著者略歴（五十音順）

編著者
髙野克己　東京農業大学名誉教授　農学博士
渡部俊弘　北海道文教大学学長　東京農業大学名誉教授　博士（農芸化学）

著　者
内野昌孝　東京農業大学生命科学部分子微生物学科教授　博士（農芸化学）
佐藤広顕　東京農業大学生物産業学部食香粧化学科教授　農学博士
辻井良政　東京農業大学応用生物科学部農芸化学科教授　博士（農芸化学）
中澤洋三　東京農業大学生物産業学部食香粧化学科教授　博士（農芸化学）
野口治子　東京農業大学農学部デザイン農学科教授　博士（農芸化学）
山﨑雅夫　東京農業大学生物産業学部食香粧化学科教授　博士（農芸化学）

新食品理化学実験書

2016年4月20日　初版第1刷発行
2023年5月15日　初版第4刷発行

©編著者　髙　野　克　己
　　　　　　　渡　部　俊　弘
発行者　秀　島　　　功
印刷者　横　山　明　弘

発行所　三共出版株式会社
郵便番号 101-0051
東京都千代田区神田神保町3の2
振替　00110-9-1065
電話 03-3264-5711　Fax 03-3265-5149
https://www.sankyoshuppan.co.jp/

一般社団法人 日本書籍出版協会・一般社団法人 自然科学書協会・工学書協会　会員

Printed in Japan　　印刷・製本・横山印刷

〈(一社)出版者著作権管理機構 委託出版物〉
本書の無断複写は著作権法上での例外を除き禁じられています．複写される場合は，そのつど事前に，(一社)出版者著作権管理機構（電話 03-5244-5088, FAX 03-5244-5089, e-mail:info@jcopy.or.jp）の許諾を得てください．

ISBN 978-4-7827-0742-5

メートル法による単位系

長　さ

基礎単位はメートル（m）

km	1キロメートル	=1,000	m
hm	1ヘクトメートル	= 100	m
dkm	1デカメートル	= 10	m
m		= 1	m
dm	1デシメートル	= .1	m
cm	1センチメートル	= .01	m
mm	1ミリメートル	= .001	m
μ	1ミクロン	= .000001	m
mμ	1ミリミクロン	= .000000001	m
(nm)	(ナノメータ)		
Å	1オングストローム	= .0000000001	m

容　量

基礎単位はリットル（l）

kl	1キロリトル	=1,000	l
hl	1ヘクトリットル	= 100	l
dk$l$	1デカリットル	= 10	l
l		= 1	l
dl	1デシリットル	= .1	l
cl	1センチリットル	= .01	l
ml	1ミリリットル	= .001	l
(cc	1立方センチメートル	= .00099997	l)
$\mu l (\lambda)$	1ミクロリットル	= .000001	l

重　量

基礎単位はグラム（g）

kg } kilo }	1キログラム	=1,000	g
g		= 1	g
dg	1デシグラム	= .1	g
cg	1センチグラム	= .01	g
mg	1ミリグラム	= .001	g
$\mu g (\gamma)$	1ミクログラム	= .000001	g

ギリシャ文字

A	α	Alpha アルファ	N	ν	Nu ニュー
B	β	Beta ベータ	Ξ	ξ	Xi クシー
Γ	γ	Gamma ガンマ	O	o	Omicron オミクロン
Δ	δ	Delta デルタ	Π	π	Pi パイ
E	ε	Epsilon イプシロン	P	ρ	Rho ロー
Z	ζ	Zeta ゼータ	Σ	σ	Sigma シグマ
H	η	Eta イータ	T	τ	Tau タウ
Θ	θ	Theta シータ	Υ	υ	Upsilon イュプシロン
I	ι	Iota イオタ	Φ	φ	Phi ファイ
K	κ	Cappa カッパ	X	χ	Chi カイ
Λ	λ	Lamda ラムダ	Ψ	ψ	Psi プシー
M	μ	Mu ミュー	Ω	ω	Omega オメガ